le livre vert de la Cosmétique bio

Comment s'y retrouver

Françoise Morillon

le livre vert de la Cosmétique bio

Comment s'y retrouver

Le Courrier du Livre
29 rue de Condé
75006 Paris

Remerciements

Pour la relecture de certaines parties du livre :
Sylvie Hampikian, pharmacotoxicologue
Fatou Keita, docteur en médecine
Rodolphe Balz, président honoraire de Cosmébio

ISBN : 978-2-7029-0675-0

www.editions-tredaniel.com
info@guytredaniel.fr

SOMMAIRE

Sur fond de turbulence médiatique récente jetant la suspicion sur certains composants contenus dans nos mythiques cosmétiques, et loin de l'image post-hippie, la cosmétique labellisée « bio » s'apprête à envahir et revisiter l'univers esthétique, impulsée par un besoin d'authenticité et une réelle prise de conscience de l'aspect sécuritaire. Qu'il s'agisse d'un souci de santé clairement affiché, d'un geste écocitoyen ou d'un simple désir d'être tendance pour une clientèle toujours avide d'originalité et de nouveauté, ce marché s'octroie une lisibilité et une légitimité à faire pâlir d'envie les ténors de la cosmétique classique.

Alors qu'on assiste à l'essoufflement du marché des cosmétiques, le rayon bio, lui, affiche une santé rayonnante. À l'image de l'alimentation biologique, qui a vu déferler les labels écologiques à l'attention des consommateurs exigeants que nous sommes devenus, l'engouement récent pour des cosmétiques « natures » s'inscrit en droite ligne d'une démarche « intelligente » fondée sur plus de confiance et de transparence :

...ce qui est bon pour notre assiette l'est aussi pour notre peau...

Des pionniers de la démarche il y a trente ans, petits producteurs locaux à l'éthique pure et dure, aux nouveaux venus surfant sur la vague du glamour et de l'écolo chic, en passant par l'éclosion de petites marques ethniques venues du bout du monde, la cosmétique bio, située aux confins des préoccupations de santé, de beauté et de protection de l'environnement, répond aux aspirations d'une clientèle qui plébiscite une nouvelle conception de la beauté au naturel.

Le bio aux allures d'autrefois, désormais adapté aux attentes d'aujourd'hui, sort du cercle restreint des initiés, conjugue le « biologiquement correct » à l'infiniment agréable et s'offre généreusement à notre peau, qui devient une surface d'émotions et de sensations nouvelles : textures gourmandes et colorées, parfums subtils et sophistiqués, pour des rituels beauté et des expériences sensorielles uniques à découvrir.

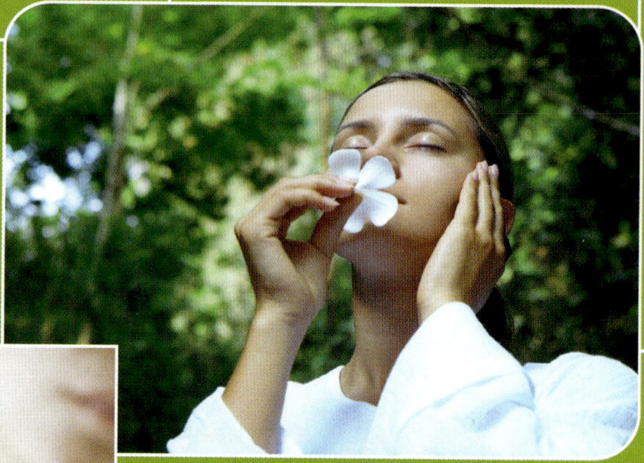
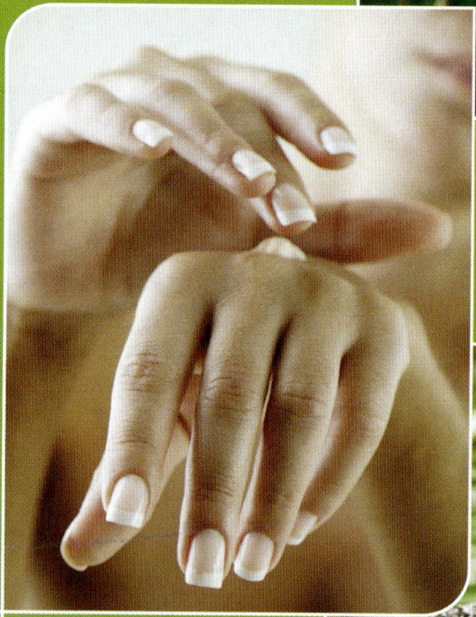
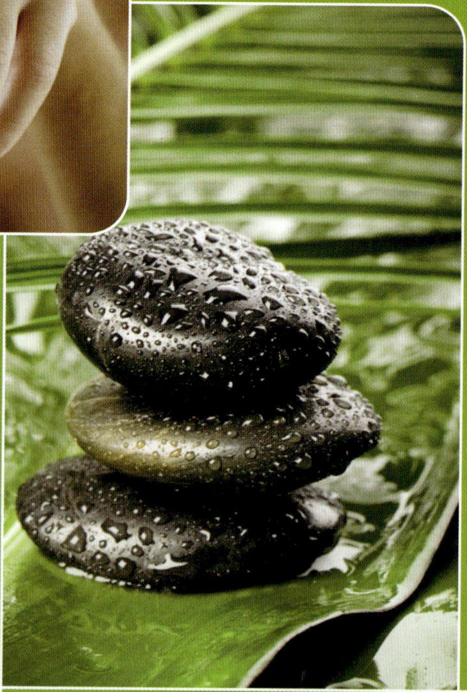

CHAPITRE 1

La naturalité réhabilitée

Si de plus en plus de consommateurs ont pris l'habitude de détailler les étiquettes au rayon alimentaire, c'est loin d'être le cas au rayon beauté. La réglementation actuelle relative aux cosmétiques est en partie responsable de la confiance aveugle que nous leur portons, puisqu'elle précise qu'ils ne doivent pas franchir la barrière cutanée et qu'ils sont au contraire destinés à se limiter aux « couches supérieures de l'épiderme ».

En langage administratif et d'un point de vue législatif, effectivement les cosmétiques ne franchissent pas la barrière cutanée. Mais dans la réalité, la peau – qui se rie des conventions réglementaires – est un véritable filtre parfaitement à même d'absorber une partie des substances qu'on lui applique.

Malgré tous les démentis de l'industrie cosmétique, les composants utilisés dans la fabrication des cosmétiques classiques sont désormais source d'inquiétude pour les consommateurs. À l'heure des peaux de plus en plus réactives, du stress, de la pollution, des scandales de la vache folle et de la grippe aviaire, entre autres, l'appétit du public pour les soins à base de produits entièrement naturels ne cesse de croître. Et la naturalité, créditée du respect de la santé, gagne du terrain dans un domaine sensible : l'épiderme.

Dans ce contexte de frilosité sanitaire, la cosmétique bio apparaît comme la garantie d'une saine, authentique et inoffensive beauté. Les récentes évolutions de la cosmétique bio s'apparentent à celles qu'a connues l'alimentation bio il y a une trentaine d'années. Les produits d'hygiène, de soin et de beauté écologiques ou biologiques ont fait leurs preuves et sont en train d'entrer doucement mais sûrement dans nos habitudes de consommation.

Une tendance liée à l'hygiène et au bien-être, qui entretient en parallèle un rapport intime avec la notion de sécurité alimentaire. Une belle peau saine en bonne santé ne peut être nourrie et soignée que par des ingrédients de qualité, exempts de nocivité.

En perpétuelle recherche de solution de remplacement aux ingrédients synthétiques et polluants qui composent la plupart des produits classiques, la cosmétique bio a réussi à créer, quasiment sans transformation, des produits si naturels qu'on pourrait presque les comparer à des produits alimentaires. Et qui pour certains peuvent se consommer ! Appuyée par une réglementation précisément encadrée et la recherche suractivée des laboratoires, elle offre désormais des produits de très grande qualité à des prix plus que raisonnables.

Les premiers cahiers des charges les concernant datent de 1998 (BDIH en Allemagne, Soil Association au Royaume-Uni et Nature et Progrès en France). Et c'est en 2002 qu'a été déposé par Écocert, auprès du ministère de l'Industrie et du Commerce, le cahier des charges de la cosmétique écologique et biologique de l'association professionnelle française Cosmébio. Un troisième cahier des charges français a été déposé en 2004 par Qualité France. Ces démarches de labellisation ont représenté un véritable tremplin pour le secteur des cosmétiques bio.

De l'assiette à la salle de bains

Transparence de l'information, traçabilité, qualité sont autant d'exigences nouvelles formulées par les consommateurs. Un facteur décisif qui explique l'attirance pour les gammes de cosmétiques bio, dont les labels de certification sont synonymes de qualité et de sécurité. Les femmes sont de plus en plus nombreuses à les utiliser et, lorsqu'elles y goûtent, elles y reviennent volontiers.

Aujourd'hui, et de plus en plus pour le public, le bonheur pourrait se trouver dans le pré. En outre, les valeurs du bio, à la mode, soutiennent le développement du marché. Depuis à peine cinq ans, la biocosmétique fait recette, surfant allègrement sur la vague écolo et responsable très en vogue dans tous les segments de l'industrie.

Mais, il faut le reconnaître, si Mme Tout-le-monde se met aux cosmétiques bio, c'est plus par principe de précaution que par militantisme et volonté de protection de l'environnement ou pour épouser le concept du commerce équitable et du développement durable. Dans un premier temps, le spectre de la toxicité présumée de certains composants contenus dans les cosmétiques classiques reste en général la première des motivations. Mais cette démarche initiale est aussi un vecteur d'entrée privilégié pour faire connaître l'intégralité du secteur bio, y compris l'alimentaire.

Pour d'autres raisons d'origine plus futile, il est également devenu très tendance de s'inscrire dans la mouvance bio en surfant sur la vague de l'« écologiquement correct », de l'inédit, de la (re)découverte de secrets d'antan pour une clientèle décalée avide d'originalité.

Malgré tout ce que le monde cosmétique peut nous offrir et ce qu'il nous offre encore, les consommateurs, lassés du grand écart entre le discours marketing et la réalité aux promesses incertaines, nourrissent d'autres attentes et formulent d'autres aspirations en matière de santé et de beauté.
Il est loin, le temps où l'on s'enthousiasmait pour un gel douche à la pomme !

Retrouver une forme d'essentialité

Au Japon et aux États-Unis, ce désir de retrouver une forme de naturalité et d'essentialité dans nos comportements d'acheteurs se nomme Lohas – acronyme de Lifestyles of Health and Sustainability, que l'on pourrait traduire par « styles de vie orientés vers le bien-être et le développement durable ». Une recherche et une attente qui concernent plusieurs domaines : transport alternatif, alimentation et mode de vie sains, énergies renouvelables, mais également recours aux vitamines, minéraux, compléments alimentaires naturels et modes de soins alternatifs. Pour ces consommateurs, la cosmétique se fait alors minimaliste dans ses packagings et ses codes couleurs avec des actifs bio sans parfum, sans paraben et sans huile minérale.

Cette alliance contradictoire de la technologie au biologique, de l'hyperconsommation au naturel, est emblématique d'une profonde ambivalence de nos sociétés. Parallèlement à cette quête du physique optimisé, une autre aspiration voit le jour, revendiquant un retour au naturel et contestant le diktat des canons de beauté. Le corps est le théâtre parfait de cet affrontement. Aux États-Unis et en Europe, on parle de l'émergence des « créatifs culturels ». Prenant leurs distances avec la société de consommation, ils placent au cœur de leurs préoccupations l'écologie, les médecines alternatives, la consommation responsable éthique et équitable ou l'alimentation biologique.

Le bio, c'est tendance

Même si ce marché, qui n'est pas nouveau en soi mais se déploie avec vigueur sous l'impulsion d'un nouveau paradigme, ne représente encore qu'une goutte d'eau dans un océan dominé par la filière traditionnelle, il enregistre des taux de croissance record en Europe, et particulièrement sur le marché français. Croissance à deux chiffres depuis deux ans pour la plupart des acteurs du secteur ; diversification et extension de gamme, réseaux de distribution multipliés, packagings relookés, on assiste à une véritable explosion.

Si, à l'origine, les consommateurs types de cosmétiques naturels étaient surtout des sympathisants du bio ou des victimes d'allergies à la recherche de soins exempts de produits de synthèse, le panel des amateurs s'est considérablement élargi à la suite de plusieurs enquêtes et publications alarmantes sur le sujet et d'une virulente campagne de Greenpeace. D'après une étude réalisée par Euromonitor, les ventes ont explosé en France depuis 2005 avec une hausse moyenne de 40 %.

Il y a trente ans, les pionniers issus de la mouvance bio initiaient une nouvelle dynamique inscrite dans un fort esprit militant et destiné à un public de convaincus. Aujourd'hui, de nouveaux intervenants arrivent en surfant sur la vague du glamour et de l'écolo chic pour séduire une clientèle avide de découverte et qui plébiscite une nouvelle conception de la beauté au naturel. Le nouveau luxe, c'est le bio.

Au pays de la beauté et du bien-être et dans la vitrine de la cosmétique bio, les règles du jeu ont changé ou sont en passe de changer à nouveau très rapidement : la cosmétique fleur des champs avec du jus de citron pour les cheveux et de l'huile d'olive pour la peau a vécu (mais n'a pas disparu pour autant). Les produits actuels, élaborés à partir de matières premières naturelles qui ont fait la preuve de leur efficacité depuis des générations, sont désormais adaptés aux attentes d'aujourd'hui. On est passé du concept d'hygiène à celui de la beauté.

Le bio sort du cercle restreint des initiés et s'offre désormais à celles ou ceux qui s'informent de la composition des produits, lisent les étiquettes et refusent de sacrifier la beauté au temple de l'intoxication présumée. Ou plus simplement qui n'ont pas encore trouvé l'âme sœur au rayon cosmétique[1]...

Le bio devient beau et gourmand

Terminés les emballages minimalistes en carton et la gamme réduite au strict minimum, ou bien encore la crème à base de plantes sauvages aussi épaisse qu'impossible à étaler ! Le bio veut devenir beau et rompre avec l'image baba écolo de la première heure. Et il le fait.

Devant la demande affluente et très soutenue des consommateurs, l'offre s'est très joliment démultipliée avec des gammes complètes, colorées et aux emballages attractifs. Il est aujourd'hui possible de lisser ses rides, de se protéger du soleil, de prendre soin du contour de ses yeux, de sublimer sa chevelure en bio. Les adeptes du bio trouvent désormais du maquillage dans tous les coloris, des shampooings de tout poil, des soins pour le visage comme pour le corps, gels amincissants y compris, et des lignes hyperciblées.

De nouvelles vagues de soins organiques arrivent sur le marché. Toujours riche de vertus liées aux plantes, graines et fruits, la cosmétique bio, préparée avec une délicatesse d'herboriste, se peaufine, stimulant les fonctions naturelles de la peau pour favoriser sa régénération et son autocorrection. Formules efficaces et gourmandes, textures agréables et confortables, parfums appétissants et évocateurs, la cosméto bio joue désormais la carte de la séduction multisensorielle. Car au-delà de leur garantie naturelle, ces soins

[1] Caroline Wachsmuth, créatrice de la marque Doux Me.

sont délicieux à appliquer et peuvent aussi être tendres, savoureux et soyeux. Rien n'est plus agréable que de vaporiser sur son visage de fraîches eaux florales – qui peuvent s'utiliser comme tonique apaisant, dynamisant, revitalisant – ou de profiter des bienfaits des huiles végétales subtilement parfumées aux huiles essentielles…

En 2008, on n'a donc plus à choisir entre le glamour chimique et le bio tue-l'amour : être belle au naturel, ce n'est pas sentir l'avoine et la ferme[2]. Le secteur est maintenant animé par des scientifiques passionnés par la recherche en botanique qui donnent naissance à des produits de grande qualité avec une très grande variété et qualité de produits.

Une nouvelle clientèle : des babas aux bobos… jusqu'aux people

Il y a quinze ans, les sympathisants du bio partaient en randonnée dans la forêt de Rambouillet avec leurs Pataugas et observaient respectueusement les étoiles au télescope. Seule la lutte contre la maltraitance animale mobilisait alors l'attention du public. Les cosmétiques bio, à diffusion confidentielle, étaient principalement destinés aux adeptes du « tout naturel » ou aux personnes souffrant de pathologies cutanées.

Aujourd'hui, c'est aussi le côté eco-friendly et vert qui séduit une clientèle de babas et bobos, mais pas seulement. Stars et marques connues s'y mettent, et la cosmétique bio se « peopolise ». Que Madonna ou Julia Roberts passent par là, et c'est tout l'univers du bio qui s'enflamme. Le bio est d'autant plus « désirable » qu'il échappe encore aux grands circuits de distribution, bénéficie d'un effet de snobisme anti-mass market et reste réservé à une clientèle informée.

Mais le grand public va s'y mettre à mesure que les circuits de distribution vont s'ouvrir à ce type de produit et que leur médiatisation va s'accroître. Car les femmes qui ont essayé des cosmétiques bio déclarent massivement vouloir continuer à les utiliser.

[2] Caroline Wachsmuth, créatrice de la marque Doux Me.

Les biocosmétiques en pleine forme

Déodorant en pierre d'alun, crème antirides au karité, lotion de massage aux huiles essentielles... les cosmétiques issus de produits naturels et biologiques affichent une santé rayonnante. Les salons spécialisés – Marjolaine, Biofach, Cosmeeting, Natexpo... – ont vu le nombre d'exposants se démultiplier ces dernières années.

C'est donc un segment de marché à part entière que sont en train de constituer les produits cosmétiques issus d'une filière naturelle. Un contexte où les certifications deviennent de véritables arguments de santé, synonymes de qualité et de sécurité. À voir l'émergence médiatique très récente du concept des biocosmétiques, on pourrait penser que ceux-ci viennent de sortir de terre. On croit cette industrie naissante parce qu'elle s'affiche avec plus de force, multiplie ses réseaux de distribution et suscite l'intérêt croissant des rédactrices beauté de nos magazines féminins. Mais la cosmétologie « naturelle » existait déjà avant la création des labels mis sur pied par une frange de fabricants soucieux de légitimer et de faire valider l'authenticité de leur démarche. Les vrais produits naturels, sans manipulation chimique ni recours à des substances issues de la pétrochimie, existent depuis longtemps, créés par des fabricants qui n'emploient pas ce terme à la légère.

Une progression fulgurante

Suite à diverses campagnes médiatiques, la cosmétique naturelle et bio a gagné une nouvelle clientèle ces dernières années ; les tests produits de l'UFC Que Choisir sur les gels douche, le guide Cosmetox de Greenpeace, et enfin l'enquête d'Envoyé spécial sur les conservateurs contenus dans les produits de beauté ont tous fait l'effet d'un véritable détonateur. Au salon Natexpo, on parlait d'électrochoc. La marque Bleu Vert, importateur allemand des produits d'hygiène et de beauté Logona, Lavera, Santé, a vu son activité doubler grâce au reportage de France 2. Guayapi, qui fabrique des produits issus de la forêt amazonienne, submergé par les demandes après le reportage, a même connu une rupture de stock.

Les marques pionnières et certifiées affichent entre 20 et 40 % de taux de croissance, voire beaucoup plus pour certains intervenants (taux de croissance à trois chiffres), et la tendance ne fait que croître et embellir sans aucun signe d'infléchissement. Tous les acteurs de la cosmétique naturelle certifiée ont connu récemment un formidable bond en avant. Et même si aujourd'hui la cosmétique naturelle et bio ne représente encore que 5 % de parts de marché de la beauté, sa visibilité et sa légitimité augmentent de façon significative.

En France, la certification se développe à un rythme effréné depuis la création en 2002 de la charte Cosmébio, certifiée par Écocert : ils étaient une dizaine d'adhérents pionniers au début, 40 en 2003, 50 en 2004, pour arriver à plus de 200 aujourd'hui – fabricants d'ingrédients, fabricants de cosmétiques en marque propre ou façonnage, distributeurs... Près de 80 % sont des PME au chiffre d'affaires inférieur à 4 millions d'euros. Fin 2007, plus de 4 000 produits cosmétiques étaient déjà certifiés.

Autre signe important, le réseau de distribution se diversifie : la cosmétique bio ne se trouve plus seulement dans les magasins diététiques et biologiques spécialisés en produits naturels, mais aussi en parapharmacie, en pharmacie, dans la grande distribution, dans les instituts de beauté et sur Internet, devenu un canal de distribution et une vitrine privilégiée.

Un marché de plus en plus riche et inspiré

L'idée des produits cosmétiques bio a été lancée dans le milieu des années 1980 par l'association Nature et Progrès. À l'avant-garde à l'époque, les produits estampillés bio manquaient un peu d'échos auprès des consommateurs. Mais depuis, l'idée a fait recette.

Le décollage de cette vague cosmétique bio en France (ou organic pour les anglophones) a réellement débuté à partir des années 2000. L'Allemagne et les pays du Nord en général disposaient d'une longueur d'avance dans ce domaine.

Depuis quelques décennies, les pionniers du naturel en Allemagne, notamment Dr Hauschka, Logona, Lavera et le suisse Weleda, proposent des gammes de produits qualifiés de « cosmétiques naturels contrôlés » et labellisés par le BDIH depuis 2001, dont la philosophie et l'éthique de production sont précurseurs des cahiers des charges français.

En France, ce sont les processus de labellisation bio avec la charte Cosmébio qui ont constitué un véritable tremplin pour la cosmétique naturelle et écologique. Des marques telles que Phyt's, Jacques Paltz, Melvita, Florame ou Sanoflore, jusqu'alors engagées dans l'aromathérapie, font un pas de plus vers l'écologie en décidant d'élaborer une charte stricte, Cosmébio, avec une approche globale de protection de l'environnement et une certification bio délivrée par l'organisme indépendant Écocert. En avril 2003, un cahier des charges officiel, déposé au ministère de l'Industrie et du Commerce, définit ce qu'est la cosmétique bio. Par la suite, les polémiques sur les parabens et les exigences de transparence et d'éthique lancées par les consommateurs ont favorisé la montée du bio.

L'offre en matière de cosmétique bio et naturelle enregistre depuis un développement exponentiel et s'élargit toujours davantage avec l'émergence de nombreuses petites marques. Toutes offrent un savoir-faire qui n'a plus rien à envier aux marques conventionnelles.

À côté des classiques Logona, Lavera, Dr Hauschka, Weleda, Sanoflore, Phyt's, Melvita, Ballot-Flurin ou encore Gravier, surgissent des marques telles que B com Bio, Biguine Bio, Clairjoie, Clé des Champs… Parmi elles cohabitent des marques de grande distribution comme Cattier, Léa Nature, Weleda, d'autres plus confidentielles comme Naturetis et Huiles & Baumes, ou encore des signatures franchement luxueuses comme celles d'Alma Carmel ou de Stella McCartney. Parmi les acteurs de ce renouveau, on trouve les marques Patyka, Couleur Caramel, Terre d'Oc, Forest People… Les dernières-nées s'appellent Doux Me, Kibio, Oliviers & Co, Thémis…

Les gros convoitent le bio et s'achètent une conduite

Les cosmétiques bio loréalisés ? C'est le fait marquant qui a animé la profession en 2006 lorsque le groupe décide de racheter l'un des pionniers de la cosmétique bio, le laboratoire Sanoflore. Un véritable séisme dans la profession qui a provoqué quelques grincements de dents chez les ultra du bio.

Avec les chiffres d'affaires faramineux enregistrés ces dernières années par ces acteurs traditionnels les gros groupes de cosmétique conventionnelle n'ont pas manqué l'appel d'une si brillante envolée.

Sanoflore passé sous le giron du groupe l'Oréal, c'est ensuite Clarins qui a pris une participation dans la jeune pousse Kybio et le bal des rachats, regroupements, concentrations ne fait que commencer. Yves Rocher s'est intégré dans le capital de Terre d'Oc, (le partenaire de Natures et Découvertes), l'Occitane dans celui de l'entreprise ardéchoise Melvita, Esthé Lauder dans Origins Organics, et Monoprix vient de racheter récemment la chaîne de magasins biologiques Naturalia (34 en RP).

En parallèle ces très grands noms de la cosmétique comme Nuxe, Séphora, Yves Rocher, Exaflor, Cadum, Ushuaïa, Maurice Mésségué, Aveda, St Algue, Marionnaud …ont sollicité les organismes de certifications bio pour créer leur propre gamme. Carrefour s'y met également.

Des groupes leader qui vont attaquer le marché avec la puissance de communication, risquent de faire pression sur les prix pour acheter au moindre coût et concevoir des produits bio "standard" pour être éligibles aux labels. Enfin une politique de lobbying pour diminuer les normes d'exigence européennes n'est pas à exclure. Car le bio ne se résume pas à vendre des produits bio. Derrière les marques de niche pionnières dotées d'une identité, d'un savoir-faire et d'un univers émotionnel fort se cachent des fondateurs charismatiques qui vivent et portent certaines valeurs, résultant de toute une philosophie de vie : rapports aux producteurs et aux consommateurs, chaîne d'approvisionnement la plus courte et la plus locale possible… un esprit encore très éloigné de la grande distribution actuelle.

Le XXIe siècle sera bio ou ne sera pas

Alimentation, soins du corps, produits pour la maison, habillement, énergie et construction : il y a une trentaine d'années, l'agriculture biologique paraissait être réservée à une secte de marginaux ; aujourd'hui, les produits organiques, alimentaires ou autres gagnent du terrain dans tous les secteurs.

À l'Agence française pour le développement et la promotion de l'agriculture biologique, on précise que tous les compteurs du bio ont explosé : malgré des prix de 20 à 30 % plus élevés, 3 Français sur 10 consomment bio au moins une fois par mois, et 7 % d'entre eux, tous les jours. La démocratisation du bio est en marche. De Carrefour à Auchan en passant par Super U ou Monoprix, aucun des ténors de la grande distribution n'est resté à l'écart d'un secteur dont le chiffre d'affaires est en croissance de 10 % par an depuis 1999. Au point de posséder leurs propres marques bio.

L'étiquette « bio » est très vendeuse. Il n'est pas étonnant que le bio se soit développé en dehors de la seule alimentation et gagne de l'importance sur tous les terrains, celui de l'agroalimentaire comme celui de la cosmétique. Car elle constitue un moyen efficace pour une marque de se différencier au sein de l'offre très large que propose aujourd'hui l'industrie et qui place le consommateur dans une situation de choix de plus en plus complexe. Tout label, le bio en particulier, agit comme un repère aux yeux de la clientèle. L'acte d'achat sera non seulement facilité mais aussi conforté par le concept de qualité et d'innocuité que véhicule le logo.

Et, là aussi, même si l'engagement en termes de qualité et d'éthique reste sincère pour la quasi-totalité des fabricants, d'autres ne feront que profiter d'un rapide phénomène de diabolisation des parabens notamment.

À la Cofremca (Compagnie française d'études de marché et de conjonctures appliquées), on souligne le formidable engouement des Français pour « le respect de soi et de l'environnement ». Quitte, pour la plupart, à mélanger allègrement tous les concepts : le bio, le naturel, le développement durable et le commerce équitable. Une confusion dont ne manqueront pas de profiter quelques spécialistes du marketing, prêts à tout pour surfer sur la marée montante... et parfois franchir la ligne blanche.

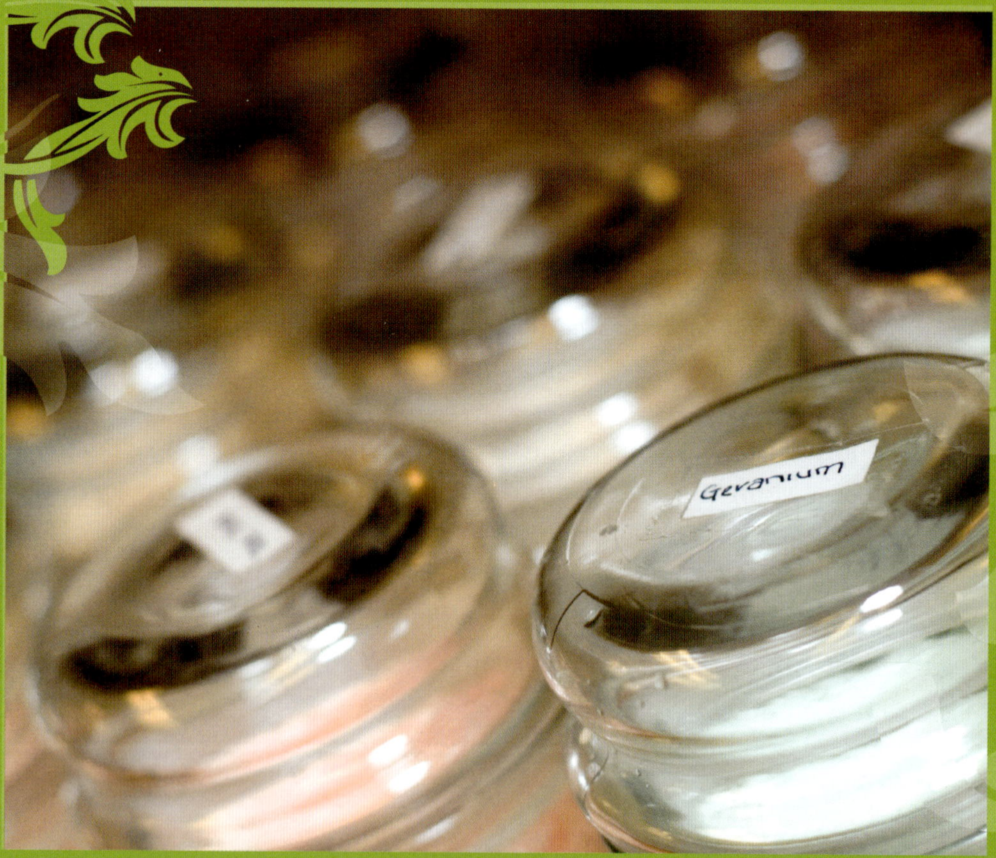
Geranium

Qu'est-ce qu'un cosmétique ?

Le terme « cosmétique » vient du grec kosmêtikos, qui signifie « relatif à la parure ». Selon la législation, un cosmétique est « une substance ou préparation destinée à être mise en contact avec les diverses parties superficielles du corps humain (épiderme, système pileux et capillaire, ongles, lèvres et organes génitaux externes) ou avec les dents et les muqueuses buccales, en vue, exclusivement ou principalement, de les nettoyer, les parfumer, d'en modifier l'aspect et/ou de corriger les odeurs corporelles et/ou de les protéger ou de les maintenir en bon état » (article L.5131-1 du code de la santé publique).

Au sens réglementaire, l'action des produits cosmétiques doit se limiter à la surface de la peau (épiderme, couche cornée et film hydrolipidique). Seuls les médicaments peuvent traverser le derme pour agir en profondeur ; ils doivent pour cela faire l'objet d'une autorisation de mise sur le marché.

Des cosmétiques

les produits d'hygiène :
démaquillant, dentifrice, déodorant, gel douche, gel nettoyant intime, savon, shampooing…

les produits de soin :
crème antirides, crème de jour, crème de nuit, crème hydratante, eau florale, tonique, gommage, lait, masque de beauté, baume pour les lèvres…

les produits capillaires :
shampooing, après-shampooing, défrisant, gel, huile, laque, masque, teinture…

les parfums :
eau de Cologne, eau de toilette, parfum…

les produits de maquillage :
anticernes, autobronzant, eye-liner, fard, fond de teint, khôl, mascara, poudre, produit pour blanchir la peau, rouge à lèvres, vernis à ongles…

les produits solaires :
crèmes, huiles ou lotions après-soleil et solaires…

les produits pour le rasage et les produits dépilatoires :
mousse à raser, après-rasage, crème dépilatoire…

les préparations pour bains et douches :
bain moussant, huile de bain, sels de bain…

Une longue histoire...

Les cosmétiques sont presque aussi anciens que l'homme. Art de vivre, coutumes et rituels, désir de séduire : l'apparence a toujours été au cœur des préoccupations esthétiques et de bien-être de l'homme. Tout a été tenté depuis les temps les plus anciens pour maintenir la beauté de la peau, raviver l'éclat des cheveux et se parer d'effluves parfumés. Les hommes préhistoriques pratiquaient probablement la peinture corporelle.

Trois mille ans avant Jésus-Christ, les Égyptiens connaissaient déjà les onguents et les huiles parfumées, le maquillage (rouge à lèvres, khôl, fard pour les yeux à base de minerai de plomb, d'antimoine et de malachite) et le dentifrice (cendre et argile). Dans la Grèce antique, on s'enduisait d'huile odorante aux extraits de plantes et de poudres minérales pour s'embellir comme pour se soigner. On sait aussi que les peuples premiers étaient experts dans l'art de se peindre le visage, que ceux de la Renaissance célébraient la beauté translucide de la peau et se disputaient les recettes de premiers chimistes italiens... De tous temps et sur tous les continents, que leur culture les pousse à se teindre, à se peindre ou à s'ornementer, les hommes n'ont eu de cesse de perfectionner leur technique.

En Europe du Nord, à partir du XIIIe siècle, les nobles usent de crème, de fond de teint, de teinture à cheveux et de parfum. Plus tard, au XVIe siècle, les femmes se poudrent à la céruse à base de plomb et à l'ocre rouge, et se colorent les lèvres avec un mélange de teinture de cochenille ; les cosmétiques sont utilisés dans toutes les classes sociales.

Dès la fin du XIXe siècle et dans la première moitié du XXe siècle, la cosmétologie tire profit des études biologiques et biochimiques et apporte des solutions nouvelles aux exigences toxicologiques. De l'époque où elle était considérée comme un « organe entier » qu'on pouvait nourrir avec des « organes entiers » (plantes, extraits animaux...) jusqu'au milieu du XXe siècle, on est passé à l'approche « nutriments » (vitamines, minéraux, actifs ciblés), puis à celle de la pharmacologie et de la vectorisation dans les années 1970-1980

(liposomes, nanoparticules). Aujourd'hui, on considère jusqu'au fonctionnement intime des cellules, avec par exemple les actifs messagers.
Dès lors, la chimie est étroitement mariée avec la cosmétique : parfums de synthèse, dérivés pétroliers, tensioactifs synthétiques et stabilisateurs d'émulsion, ainsi que des formulations complexes caractérisent la plupart les cosmétiques tels que nous les connaissons aujourd'hui.

Au fait, il y a quoi dans mes produits de beauté ?

Ils sont un véritable mystère pour vous ? C'est normal. Et ça l'est d'autant plus qu'on peut parfois trouver jusqu'à 80 ingrédients différents dans une crème de jour ! Mais sous cette apparente et inutile complexité, qu'ils soient classiques, naturels ou estampillés « bio », et disponibles sous forme de gel, crème ou émulsion, les produits cosmétiques ont tous une formulation à peu près identique, constituée par trois éléments essentiels : un excipient, un principe actif et des additifs.

L'excipient, ou base, le plus important quantitativement dans le produit (à hauteur de 80 % pour une crème), est une substance qui a pour rôle d'accélérer la diffusion du principe actif dans l'épiderme. Eau, huile, cires et émulsifiants pour une émulsion ; eau, tensioactifs et épaississants pour un shampooing ou un gel douche ; mélange d'alcools gras, de cires et d'huiles pour les rouges à lèvres.

Le principe actif est, lui, responsable de l'action spécifique du produit. Les substances hydratantes ou les filtres solaires protecteurs sont des agents actifs, tout comme les vitamines, par exemple.

Enfin, **les additifs** sont représentés par les adjuvants qui stabilisent les préparations cosmétiques, en améliorent la texture, les colorent, les parfument, mais aussi par les conservateurs antimicrobiens et antioxydants.

On distingue deux grandes familles de cosmétiques :

- **les cosmétiques « classiques ou conventionnels »**
vendus en pharmacie, parapharmacie, parfumerie et grande surface, qui représentent la très grande majorité des produits du marché

- **les cosmétiques « naturels et bio »**
qui respectent un cahier des charges prédéfini et avalisé par des organismes comme Nature et Progrès, Écocert ou Cosmébio, BDIH

Ces deux familles de cosmétiques ont des approches, des modes de fonctionnement et de fabrication différents.

- La cosmétique conventionnelle, qui s'appuie sur la chimie de synthèse (ingrédients dérivés du pétrole ou formes synthétiques issues de biotechnologie), cherche soit à créer de nouvelles molécules n'existant pas dans la nature, soit à reproduire et à dupliquer de façon artificielle des molécules naturelles jugées efficaces qui vont résoudre un problème défini et ciblé (anti-âge, par exemple).
- La démarche « naturaliste » essaiera plutôt d'identifier le totum de la plante (conserver les molécules importantes dans leur contexte moléculaire d'origine) et veillera à utiliser le modèle original, sans le dénaturer par des processus d'extraction agressifs ni chercher à le reproduire artificiellement.

L'excipient

L'excipient, qui constitue la plus grande partie du produit (jusqu'à 90 %), a pour but de véhiculer et d'accélérer la diffusion du principe actif dans l'épiderme. On comprend l'importance de cette base qui déterminera ou non la qualité d'un produit. Même les agents actifs les plus performants ne servent pas à grand-chose dans un excipient de mauvaise qualité. Les excipients peuvent avoir plusieurs origines, suivant l'orientation et le choix opérés par le fabricant.

- Les principaux ingrédients qui constituent l'excipient des cosmétiques industriels conventionnels sont de l'eau, des produits issus de la chimie de synthèse et de la pétrochimie (huiles minérales, paraffine, silicone, tensioactifs, émulsifiants…) ou des déchets de l'industrie agroalimentaire (collagène marin, chitosane…).

■ La cosmétique naturelle et bio s'appuie principalement sur des excipients d'origine végétale – hydrolats ou eaux florales, huiles végétales issues de graines ou de fruits (huile d'amande douce, d'abricot, d'avocat, de tournesol, d'olive…), beurres (de cacao, de karité, de mangue…) et cires (jojoba…) –, extraits des plantes et huiles essentielles.

Les excipients d'origine végétale

■ En cosmétique conventionnelle, ces huiles et graisses végétales fines sont rarement employées en raison de leur coût élevé et, quand elles le sont, elles sont souvent raffinées à chaud, extraites avec des solvants, et donc de moindre qualité.

■ Les huiles et graisses végétales en provenance de l'agriculture biologique ou de la cueillette sauvage contrôlée, qui sont de première pression à froid, n'ont pas subi de manipulations agressives et dénaturantes. Très proches des acides gras constitutifs de la peau, elles ont une haute affinité pour le tissu cutané et constituent en elles-mêmes des matières actives ; de nombreux éléments nutritifs comme les vitamines, les acides gras et les stérols y sont présents. Ces huiles et graisses végétales aident la peau à reconstituer sa protection hydrolipidique en fixant l'humidité et facilitent l'absorption d'autres agents actifs.

Les excipients d'origine animale

■ Les huiles de foie de morue, de flétan, de chinchilla, de tortue, de vison, de foie de requin sont utilisées pour leurs propriétés nourrissantes, cicatrisantes et adoucissantes.

■ Les graisses – stéarine, axonge (saindoux), lécithine et cires (lanoline, spermaceti…) – utilisées dans les cosmétiques conventionnels proviennent des déchets des abattoirs et des résidus d'équarrissage.

■ Les cahiers de charges des produits naturels et bio proscrivent totalement le recours à ces substances animales, exception faite des produits de la ruche (cire d'abeille, miel, propolis…), de la lécithine du jaune d'œuf, du lait et de ses dérivés.

Les excipients d'origine minérale et synthétique

■ On trouve dans cette catégorie des **huiles minérales** issues de dérivés pétroliers : paraffine, vaseline et glycérines de synthèse. Peu chères et faciles à travailler (elles se conservent bien, ne s'oxydent pas, sont sans odeur et se parfument bien), elles sont prisées par les fabricants et ne présentent, on s'en doute, que très peu d'affinité avec la peau. Elles ne peuvent pas être métabolisées par l'organisme. Si elles ne provoquent pas d'allergies, elles sont toutefois inertes et dépourvues de tout élément actif, et ont le désavantage de déposer un film de surface occlusif sur la peau, l'empêchant de respirer et piégeant également toxines et déchets. Un avantage pour une crème destinée à protéger les mains par exemple, mais un inconvénient majeur lorsqu'il s'agit d'un crème pour le visage.

Les huiles de silicone figurent également en bonne place dans la composition des cosmétiques. Ces substances entièrement synthétiques, dérivées du silicium, sont employées dans une multitude de produits pour leur polyvalence et leur large spectre d'action. La diméthicone est l'une des matières premières les plus employées pour les formules de protection de la peau, de soins capillaires et de rouges à lèvres. On trouve aussi la cetyl dimethicone copolyol, la phenyl trimethicone, la stearyl dimethicone ; pratiques, elles servent à tout : elles sont douces et s'étalent bien si elles sont de bonne qualité, et elles sont de loin préférables aux huiles minérales. Leurs propriétés de réparation de la fibre, de démêlage, de lissage de pointes pour les seuls produits capillaires, sans parler des crèmes, de même que leur stabilité dans le temps, leur innocuité pour l'homme et leur faible coût en font encore un produit incontournable. On leur reproche principalement d'être très peu biodégradables et nocives pour l'environnement.

Même si aucune réglementation contraignante n'est attendue, la recherche et développement des industriels travaille à des produits de substitution, comme certaines huiles végétales, telles que celles de tournesol, de palme, d'abricot, d'olive, etc.

■ Le cahier des charges des cosmétiques naturels et bio interdit l'utilisation d'huiles minérales mais autorise quelques matières minérales comme les roches argileuses (argile verte, kaolin, rhassoul...), le silicium organique, le sel de mer, les sels de magnésium, l'alun naturel...

Le principe actif

Dans un cosmétique, le principe actif est responsable, en grande partie, de l'efficacité du produit et lui confère sa spécificité : anti-âge, hydratant, protecteur solaire... Acide hyaluronique, urée, élastine, zinc, vitamines, certains fruits et légumes, enzymes et coenzymes, acides aminés, acides gras, huiles essentielles figurent au nombre des principes actifs : c'est sur eux que repose en général, et parfois abusivement, toute la campagne de communication des marques. Face à ces exagérations publicitaires, il faut préciser que leur rôle est souvent largement surestimé et que les espoirs démesurés qu'ils éveillent en nous n'ont aucune mesure avec leurs réelles performances. Sur le plan purement quantitatif d'ailleurs, la plupart des substances actives en cosmétique conventionnelle ne représentent qu'un infime pourcentage (0,1 % ou même moins), bien qu'elles soient largement mise en avant sur les étiquettes.

La qualité d'un actif réside dans la qualité initiale de l'ingrédient, la quantité présente dans le produit mais aussi dans ses modes d'extraction, de conservation, et les additifs utilisés.

■ Si les plantes, fruits, légumes et autres éléments de la nature sont toujours très prisés, ils le sont de plus en plus sous forme d'extraits ou de molécules de synthèse. Dans les produits classiques ou conventionnels, les plantes subissent des traitements chimiques lourds et agressifs : arrosage par des pesticides, engrais ; leurs principaux principes actifs sont extraits par solvant (propylène glycol en particulier). Les extraits d'huiles essentielles, souvent d'origine synthétique, sont présents en quantité minime, tout comme les vitamines et minéraux ; l'argile est irradiée, le miel, chauffé... De plus, la pénétration des principes actifs va être freinée par les excipients, comme la paraffine, qui ne peut pénétrer l'épiderme. Malgré les affirmations des laboratoires qui nous parlent d'« action au cœur des cellules », l'action en question se bornera à une légère tension des tissus et à une protection contre l'environnement extérieur.

■ Les produits naturels et bio s'appuient sur les principes actifs contenus dans les plantes, extraits de fruits et de légumes sous leur forme naturelle, la plus proche des ingrédients natifs. Les huiles essentielles sont extraites par distillation à la vapeur d'eau, les plantes sont séchées en respectant leur intégrité et les extraits sont fabriqués à partir de plantes fraîches sur le lieu de la récolte. Sont utilisés également : l'argile de qualité, le miel non chauffé, le collagène végétal, la levure de bière, les vitamines antioxydantes (A, C et E) et les minéraux de provenance naturelle. Un produit bio contient souvent jusqu'à 35 % de principes actifs, voire 100 % pour les huiles aromatiques aux huiles essentielles, alors qu'il n'est pas rare d'en trouver moins de 1 % dans un produit classique. Une quantité de 0,2 % est tout à fait courante.

Principes actifs, un peu ou très actifs ?

L'urée est un excellent hydratant utilisé à la fois en cosmétique conventionnelle et en cosmétique naturelle.

L'acide hyaluronique, constituant naturel de la peau qui peut emmagasiner des quantités d'eau, est souvent considéré comme une substance miracle. S'il peut retenir l'humidité et donner une peau douce et lisse, il ne peut en revanche pas pénétrer dans les couches profondes du derme. Autrefois extrait de la crête de coq ou de la peau de veau, il est actuellement obtenu en grande partie par la biotechnologie.

Les collagènes ont également été surévalués en cosmétologie. S'il est vrai que le tissu cutané est en grande partie constitué de collagène, il serait vain de penser qu'une crème au collagène peut rajeunir le tissu conjonctif. En application externe (exogène), ces molécules sont trop grandes pour pénétrer jusqu'au derme et ne peuvent se substituer aux fibres altérées ni les régénérer ; elles ont seulement une action hydratante en surface et peuvent atténuer légèrement les fines ridules.

Le chitosane, extrait notamment des carapaces de crevettes, présente un intérêt peu convaincant pour la peau.

L'élastine, qui provient essentiellement des bovins, sous-produit des abattoirs, a un poids moléculaire trop grand qui la rend inapte à pénétrer la couche cornée de la peau.

Les protéines de soie provenant des vers à soie (vers séricigènes) sont de bons actifs hydratants pour les cheveux.

L'aloé vera a de très bonnes propriétés hydratantes qui ont été largement étudiées et confirmées.

Les algues sont de bons agents hydratants et elles protègent la peau des radicaux libres.

Les acides aminés sont indispensables au métabolisme cellulaire (synthèse des protéines) et fixent bien l'eau.

La glycérine (alcool polyvalent) est un excellent hydratant pour la peau.

Les vitamines possèdent des propriétés stimulantes, revitalisantes et protectrices. Mais en vérité une orange, un citron, un kiwi nous apportent beaucoup plus de vitamine C, par exemple, et d'acides de fruits qu'une crème enrichie aux vitamines. Intégrées dans les crèmes et lotions, la vitamine A (rétinol, peaux ternes et fatiguées), la vitamine E (tocophérol, antioxydante, protection de la peau), les vitamines du groupe B (tonus capillaire et cutané) et la vitamine H ou B8 (biotine, précieuse pour la peau et les cheveux) ont un réel effet bénéfique, mais elles ne peuvent en aucun cas combler des carences alimentaires. Une attention particulière à la qualité de son alimentation contribue largement à la santé et la beauté de la peau.

C'est pour mieux te faire rêver, mon enfant

Le mythe des principes actifs, sur lequel les chercheurs, relayés par les publicistes, s'en donnent à cœur joie, a la peau dure. Pour lancer telle nouvelle ligne de soins, les marques appuient leur campagne publicitaire sur un nouvel ingrédient miracle, sorti de nulle part, affublé d'une terminologie pseudo-scientifique et incompréhensible de préférence, dont les propriétés sont encore inégalées, jusqu'au jour (prochain) où un autre le détrônera[1]. Moins le consommateur comprend, plus il pense être devant des arguments très sophistiqués, et plus le produit concerné apparaîtra comme efficient.

Des liposomes aux piégeurs de radicaux libres en passant par l'ADN végétal, les biostimulines, les cellules fraîches, les niosomes, le collagène actif, le rétinol, les phospholipides, l'ATP, le TPA, le NMF (facteurs d'humidification naturelle), ou encore les extraits tissulaires, le meilleur et le pire se côtoient. Pour lutter contre les signes du vieillissement cutané, les laboratoires de cosmétologie mettent régulièrement au point tout un arsenal de nouvelles molécules aux noms très élaborés. On les affuble d'une action biactive, puis on passe au triactif, pour arriver enfin au superactif et multiactif. Et en quelle quantité est-il contenu dans cette crème extraordinaire ? 0,1 %, voire 2 ou 3 % dans le meilleur des cas. Et le reste ? Un zeste de colorant, deux gouttes de parfum, une pincée de conservateurs, une once d'antioxydant, beaucoup d'excipients (eau, graisses, polymères de synthèse) et le tour est joué. Pendant quelques mois, le simple fait de prononcer le nom de ce nouvel ingrédient sera synonyme de beauté, de jeunesse, et surtout nous fera rêver. D'autant qu'il sera inabordable en termes de prix et que l'emballage sera flatteur ou prestigieux.

Les bons actifs naturels pour notre peau

L'huile d'avocat est remarquable pour son taux élevé de substances non saponifiables (vitamines, phytostérols, protéines, squalène…) qui stimulent la multiplication et le métabolisme cellulaire.

Le beurre de karité, les huiles de macadamia, de rose musquée, de germe de blé, d'argan, d'abricot et toutes les huiles végétales « riches »

[1] *Cosmétiques : le pire et le meilleur*, Chantal Clergeaud, Éd. Dangles, 2007

sont bénéfiques pour la peau avec des propriétés nourrissantes et émollientes connues depuis longtemps. Par exemple, l'huile de camélia a des propriétés lissantes et améliore la structure de la peau.

L'allantoïne est reconnue pour ses vertus apaisantes, hydratantes, cicatrisantes et réparatrices.

Le bisabolol, agent actif de la camomille, est un composant naturel connu pour ses vertus apaisantes, réparatrices et adoucissantes.

Les céramides ont une influence positive sur la barrière protectrice de la peau.

L'argile possède de multiples propriétés : antiseptique, bactéricide, anti-inflammatoire, reminéralisante, adoucissante, cicatrisante, désincrustante...

Les extraits de levure revitalisent et stimulent.

Les huiles essentielles sont très concentrées en agents actifs et ont, entre autres, une activité stimulante et assainissante.

Certaines plantes et certains extraits de plantes ont des propriétés cosmétiques remarquables, qui en font de véritables alliés de la peau ou des cheveux : **sauge, hamamélis, camomille, calendula, mauve, pivoine, lys, immortelle, mimosa tepescohuite (« arbre à peau »), saponaire, henné neutre, bois de Panama...**

L'extrait de pépin de pamplemousse est un stimulant cellulaire et un antibiotique naturel, très efficace non seulement comme conservateur mais aussi comme actif (en cas d'acné par exemple).

Le miel, la gelée royale, la propolis, le pollen sont de véritables cocktails de nutriments et de molécules actives.

De la même manière, **le gel d'aloès** est si riche et complet que c'est un véritable cosmétique en soi.

Qu'est-ce qui fait l'efficacité d'un produit de beauté ?

Le principe actif, croyez vous ? Eh bien non, pas seulement ! Bien sûr, ce n'est pas du tout à cela que nous a habitués l'habile discours marketing des grandes marques qui opèrent une véritable surenchère aux principes actifs. Le dernier en date est présenté comme révolutionnaire, une première mondiale, avec une importance surdimensionnée. Et des promesses toujours plus alléchantes.

En vérité, ce sont les ingrédients mentionnés en premier sur l'étiquette dans la déclaration INCI (International Nomenclature Cosmetic Ingredient) sur l'emballage (soit plus de 90 % du produit) qui signent la performance d'un cosmétique et doivent attirer votre attention. Ils permettent de différencier très rapidement les produits. Que penser de ce merveilleux sérum qui « stimule le renouvellement cellulaire », « imprègne la totalité de l'épiderme » et « répare votre peau en profondeur » ?

Viennent ensuite les chiffres, preuves à l'appui, assez impressionnants il faut le dire à première vue : « 37 % de rides en moins dès l'application », « 65 % des femmes se déclarent satisfaites »... Séduites, nous allons effectivement préférer cette crème, sans hésitation, à celle qui ne promet que 22 % de rides en moins[2].

Mais que veulent dire ces chiffres ? En réalité, cette différence de diminution de la ride est invisible à l'œil nu (même au miroir grossissant) et ne représente que quelques dixièmes de millimètres (0,001 %). En outre, les « essais cliniques » dont sont tirés ces chiffres sont généralement réalisés sur de trop petits effectifs et dans des conditions insuffisamment rigoureuses pour qu'on en tire des conclusions statistiquement significatives.

Moralité, à défaut de pouvoir vérifier l'efficacité revendiquée, les consommateurs achètent une marque, un parfum, un emballage.

Car en dépit de ce que nous vantent les publicités, la qualité d'un produit de beauté réside avant tout dans les matières de base qui le composent (excipient, base lavante...), et non dans les principes actifs largement mis en valeur sur les étiquettes. Et qui ne représentent généralement qu'un pourcentage infime du total des ingrédients : moins de 1 %, parfois 1 ‰ (acide hyaluronique pour l'hydratation de la peau, vitamine H...).

[2] *La vérité sur les cosmétiques*, Rita Stiens, éd. Leduc, 2005

Malgré des budgets de recherche considérables, les véritables innovations sont très rares, et les actifs dits novateurs ne sont souvent que des déclinaisons du répertoire déjà connu : vitamines, provitamines et minéraux.
En outre, les principes actifs mis en avant sont rarement assimilés directement par la peau et n'ont d'efficacité très souvent que marketing : les molécules de collagène, les liposomes, l'élastine ont un poids moléculaire trop grand qui les rend inaptes à pénétrer la couche cornée de la peau qu'elles sont sensées rajeunir, et n'ont qu'un effet hydratant en surface.

Des promesses, toujours des promesses...

À défaut d'être raffermissantes, remodelantes ou restructurantes, les crèmes antirides ont le mérite d'hydrater les couches supérieures de l'épiderme en retenant l'eau. Or, maintenir l'hydratation cutanée n'est pas seulement une question de confort. L'eau joue un rôle fondamental en participant aux propriétés mécaniques et physiologique des cellules épidermiques. Elle contribue à maintenir l'intégrité de la barrière cutanée. La santé et la jeunesse de la peau dépendent donc de son équilibre en eau.

Les meilleures de nos crèmes peuvent atténuer légèrement les fines ridules et rendre la peau plus lisse, plus douce au toucher. Elles n'ont jamais une action en profondeur, sur la stimulation des cellules ou sur la réparation de ces mêmes cellules, comme on tente de nous le faire croire. De même, le nombre de composants (pas plus que le prix, il faut le rappeler) n'influe pas sur l'efficacité du produit. Variant de 10 à 60, et parfois beaucoup plus pour une crème hydratante, ils augmentent le risque d'allergie.

Soulignons que les ingrédients ayant vraiment des actions thérapeutiques et ceux pouvant pénétrer le système veineux sont interdits dans les cosmétiques (sinon ces derniers deviendraient des médicaments). Seules les huiles essentielles dérogent à cette règle et, en pénétrant jusqu'aux cellules vivantes, peuvent les stimuler.

Les additifs

Les additifs et adjuvants présents dans les cosmétiques peuvent être très variés. Il peut s'agir de colorants servant à attirer l'œil, de parfums destinés à masquer des odeurs qui pourraient être jugées désagréables, d'antioxydants, de stabilisateurs d'émulsion, d'émulsifiants, de tensioactifs pour « faire mousser » (qui ne sont que pur confort), d'agents de contrôle de la viscosité, de conservateurs… Les fabricants accordent une attention particulière aux propriétés organoleptiques de leurs produits, c'est-à-dire celles qui s'adressent aux sens – onctuosité pour le toucher, couleur et aspect pour la vue, parfum pour l'odorat –, car celles-ci sont perçues en premier par le consommateur, bien avant qu'il juge l'efficacité du produit à long terme.

L'emploi de conservateurs se justifie pour éviter toute dégradation du produit, notamment sous l'action des bactéries et des champignons.

- La majorité des fabricants se contente d'additifs et de conservateurs chimiques de synthèse, plus ou moins allergisants et plus ou moins toxiques.
- La cosmétique naturelle et bio fait appel aux tensioactifs doux (tirés principalement de l'huile de palme ou du coco), aux conservateurs d'origine naturelle (extrait de romarin…), et d'autres n'emploient aucun conservateur spécifique, ayant recours aux huiles essentielles.

Comment sont-ils fabriqués ?

Les crèmes et les laits hydratants sont probablement les produits les plus consommés après le savon et les shampooings, mais que sont ces produits et que contiennent-ils ? Crèmes et laits sont des émulsions (comme la mayonnaise), c'est-à-dire un mélange à base d'eau – souvent de l'eau distillée, parfois de l'eau de source, ou même un extrait aqueux de plantes tel l'aloé vera – appelé la phase aqueuse, et de matière grasse, appelée la phase huileuse.

Plus de 90 % des formules de soins sont proposées sous forme d'émulsion. Une recette de base à partir de laquelle est élaborée toute une palette

Ces matières grasses peuvent être :

Des graisses animales ou des huiles et graisses minérales issues de l'industrie pétrochimique ; c'est le cas pour la majorité des produits classiques ou conventionnels.

Des huiles, cires ou beurres végétaux
dans le cas des cosmétiques naturels.

Pour que ces deux phases, eau et huile, soient miscibles entre elles, on ajoute des émulsifiants qui peuvent être :

- **Le plus souvent d'origine synthétique** dérivés du pétrole, ou occasionnellement d'origine animale.
- **D'origine naturelle végétale** issus des protéines de lait par exemple.

de produits : laits nettoyants, crèmes pour le visage, crèmes solaires et soins capillaires. Leur grand avantage est qu'elles sont bien tolérées par la peau, car leur composition est très proche de celle de la couche hydrolipidique de l'épiderme.

Un lait ou une lotion obéissent aux mêmes principes qu'une crème mais contiennent moins d'émulsifiants et/ou moins de matières grasses solides.

■ La liste des ingrédients dans les produits cosmétiques classiques est très longue, mais pour la plupart ce sont des émulsifiants, des agents de consistance, des stabilisants, des humectants (qui empêchent le produit de se dessécher) et des conservateurs – des matières inertes qui ont pour fonction d'améliorer le pouvoir détersif, la mousse, la texture, etc. Les autres ingrédients ne représentent qu'une infime partie du produit (0,01 % par exemple) et sont rarement vraiment naturels (parfums de synthèse, actifs de synthèse, etc.). Issus d'une industrie très polluante, ils sont, contrairement aux allégations publicitaires affichées, loin d'être efficaces ou même sans danger : ils détruisent le film hydrolipidique naturel de la peau, dessèchent, irritent, couvrent et empêchent la peau de respirer, ou au contraire ils augmentent la perméabilité de la peau (et donc la pénétration des toxiques), pouvant provoquer des eczéma, dermites, comédogènes, allergènes…

La grande majorité de ces ingrédients n'est pas là pour soigner votre peau (au contraire !), mais plutôt pour faciliter la vie du fabricant… Le but est de stabiliser les produits qui doivent être transportés partout dans le monde, rester des mois dans des entrepôts et sur les étalages des magasins en subissant des excès de température.

Produits naturels et de synthèse : la comparaison

Même si les cosmétiques sont fabriqués à partir d'un même principe au départ, comme la Cold Cream ou le cérat de Galien, les différences entre un produit réellement naturel et la plupart des autres issus des laboratoires cosmétologiques ou pharmaceutiques conventionnels sont énormes.

De nombreux composants identiques peuvent être intégrés dans les cosmétiques naturels ou conventionnels ; ce sont les ingrédients de base connus depuis des siècles : huiles végétales, extraits de légumes et de fruits, plantes, huiles essentielles, argile, miel, cire d'abeille, beurre de karité… Mais dans les produits classiques, ils sont remplacés de plus en plus souvent par des produits de synthèse, plus stables, plus faciles à travailler et surtout de qualité constante.

La matière vivante est, elle, sujette à variations (fleurs plus ou moins parfumées, fruits plus ou moins riches en eau…), ce qui ne risque pas d'arriver avec un produit de synthèse, toujours rigoureusement identique.

Pour la phase aqueuse

Prenons d'abord le premier ingrédient, l'eau (aqua). Un produit de qualité contiendra au moins une eau de source, sinon une eau florale, un hydrolat, un extrait hydroglycolique de plantes, etc. Mais la grande majorité de produits contiennent une eau stérilisée, saine mais sans vie.

Souvent, le deuxième ingrédient après l'eau sera la glycérine ou glycérol, un agent hydratant, le plus souvent fabriquée à partir de graisses animales, donc un sous-produit de l'abattoir. Dérivée des huiles et graisses purement végétales, seule la glycérine végétale devrait être incorporée dans des produits de qualité.

Pour la phase huileuse

Il faut à la base une huile ou un beurre végétal de qualité telles les huiles d'amande douce, de jojoba, d'avocat, etc., de préférence vierges et résultant d'une première pression à froid (qui apporte des éléments nutritifs), ou des beurres de cacao, de karité, de noix de coco… Mais en lisant les étiquettes de la plupart des produits de soin, l'ingrédient suivant, après aqua et glycérine, risque d'être paraffinum liquidum, cocos nucifera, ou encore capric/caprilic triglycerides. Le premier est une huile minérale, sous-produit de l'industrie pétrochimique, qui, loin d'apporter vitalité et soin à la peau, ne fait que boucher les pores et peut créer des irritations cutanées (y compris l'acné). Les deux ingrédients suivants sont de l'huile de noix de coco, le plus souvent raffinée, et des acides gras raffinés provenant de l'huile de noix de coco et de palme. Il est évident que ces ingrédients sont très inférieurs, en termes de qualité et d'efficacité, aux huiles végétales fines.

« Il est regrettable de constater que la plupart des crèmes et lotions en vente au public, même celles portant la bannière "naturel" ou "hypoallergénique", contiennent les mêmes ingrédients de piètre qualité, et ce que l'on paie 50 ou 200 euros le pot, regrette Sheila Gray, consultante et formatrice en phytocosmétique. Malgré l'argent dépensé et les soins dispensés, notre peau sèche, grasse ou sensible semble toujours devenir encore plus sèche, plus grasse, plus sensible sans jamais revenir à un état normal. L'achat d'une marque cosméto-pharmaceutique (ou dermocosmétique) de notoriété internationale n'offre pas plus de garantie de qualité qu'un produit acheté à un petit laboratoire indépendant. Ce qui importe n'est pas le nom du produit, ni sa marque, ni son prix, ni son joli emballage, mais la qualité et l'efficacité de ses ingrédients (et de sa composition), aussi apprenez à lire les étiquettes ! »

Qu'est-ce qu'un cosmétique bio ?

On en entend parler encore timidement dans nos magazines préférés, on les côtoie désormais dans le rayon cosmétique des grands magasins, les salons, les instituts de beauté, les magasins biologiques, voire dans la grande distribution, un peu en marge de l'omniprésence des grandes marques conventionnelles, mais sait-on exactement ce qu'est un cosmétique bio ?

Un produit dit biologique, alimentaire ou autre, est issu d'une technique de culture qui bannit l'utilisation d'engrais chimiques et de pesticides. Mais pas seulement. L'appellation « biologique » répond à un cahier des charges strict et très précis des ingrédients utilisés et à une philosophie portant sur toute la chaîne de production.

La cosmétologie bio s'inspire de la phytothérapie et s'appuie sur l'usage de substances naturelles de type huiles végétales, huiles essentielles, eaux florales, cires et beurres issus en grande majorité de l'agriculture biologique, qui bannit tous les ingrédients chimiques controversés. La grande force de la cosmétique bio est d'être une cosmétique vivante et active.

Mais un produit cosmétique présenté comme « naturel » n'est pas forcément bio. Le produit doit obtenir la certification « bio » en répondant à un cahier des charges contrôlé par des organismes indépendants tels qu'Écocert avec la charte Cosmébio (mention « Éco » ou « Bio »), Nature et Progrès, Qualité France. Ces référentiels permettent d'assurer la traçabilité des ingrédients et des processus de fabrication et de garantir l'authenticité des produits cosmétiques bio labellisés.

En quoi les produits naturels et bio sont-ils différents ?

Au premier abord, sans les essayer et sans connaissance particulière, rien ne distingue un tube de crème issu de la cosmétique conventionnelle d'un autre issu de la cosmétique bio. Crèmes pour le visage, lotions, gels douche, shampooings se présentent sous des conditionnements similaires dans les rayons des magasins. (Excepté toutefois la différence flagrante entre de somptueux et chicissimes emballages chers aux marques prestigieuses du marché et les packagings plutôt traditionnellement discrets attachés aux cosmétiques naturels et bio. Ce qui tend cependant à disparaître, car la cosmétique bio joue désormais également la carte de la séduction. Et pourtant, les différences entre ces deux grandes familles sont fondamentales.

La différence entre un produit cosmétique naturel ou bio et un produit conventionnel vendu habituellement en parfumerie, pharmacie et grande distribution vient du choix, de la qualité et de la quantité des matières premières utilisées, ainsi que du processus de fabrication du produit. Si la cosmétique conventionnelle utilise également des extraits végétaux et principes actifs issus de produits naturels, elle ajoute, et en grande proportion, des éléments texturants, gélifiants, émulsifiants, de conservation d'origine synthétique.

La différence entre un produit bio ou naturel et un produit conventionnel

Celle-ci vient :

De la qualité des ingrédients choisis : la cosmétique bio s'appuie sur l'utilisation de matières premières naturelles vivantes et brutes comme les huiles végétales, huiles essentielles, eaux florales, cires et beurres... qui n'ont quasiment pas subi de transformation (distillation, filtrage...) et qu'on pourrait presque manger ! Ces ingrédients sont facilement recyclables et biodégradables. L'élaboration du soin n'a pas nécessité de manipulations chimiques ni technologiques lourdes entraînant une modification importante de l'ingrédient d'origine. De plus, l'utilisation d'huiles végétales naturelles (huile d'argan, de noisette, de germe de blé, de macadamia...) et de cires végétales (beurre de karité, cire de jojoba...) comme base d'un produit de beauté enrichit le cosmétique naturel d'une nouvelle source de principes actifs.

De l'exclusion d'un certain nombre d'ingrédients jugés potentiellement à risque pour l'homme et l'environnement : OGM, matières issues de la pétrochimie, huiles minérales, silicones, PEG (polyéthylène glycol), parabens, phénoxyéthanol, colorants et parfums de synthèse, matières premières animales...

De la quantité d'ingrédients : la proportion d'ingrédients naturels ou bio est très importante sur la totalité du produit. Un produit cosmétique biologique est d'une grande richesse en s'appuyant sur des matières premières vivantes brutes qui ont une efficacité réelle et à long terme.

De la méthode de fabrication du produit : respectant l'environnement, maintenant la fertilité des sols tout en s'interdisant les pratiques polluantes (pesticides, engrais chimiques), limitant ses déchets, recyclage...

Quelle est la différence entre naturel et bio ?

Cette notion de « naturel » ou « d'origine naturelle » précurseur du bio est assez difficile à appréhender et à observer. D'un point de vue législatif, le qualificatif « naturel » ne peut être employé que pour des catégories précises d'aliments : arômes, eaux minérales, eaux-de-vie, huile d'olive vierge... En l'absence de toute réglementation liée à la définition du mot « naturel » pour les cosmétiques, beaucoup de marques qualifient leurs produits de « naturel » ou vantent les mérites de quelques ingrédients végétaux, pourtant présents à un très faible pourcentage dans la composition et noyés dans de nombreux composants chimiques de synthèse.

Le terme « naturel » signifie « qui se trouve dans la nature en l'état », par exemple les plantes, les argiles, les fruits, les graines, les arbres, les algues... Mais il est rare, lorsqu'un ouvre un pot de crème, de trouver des feuilles de plantes qui nagent dans une huile végétale. Les produits cosmétiques sont donc la résultante de transformations, simples ou complexes, pour qu'ils puissent être appliqués sur la peau.

Les huiles essentielles, les huiles végétales et les extraits de plantes font partie des ingrédients que l'on peut qualifier « d'origine naturelle » car ils ont subi peu de transformations, et principalement mécaniques. En revanche, les molécules naturelles imitées en laboratoire, modifiées chimiquement ou associées à des solvants ne peuvent plus être qualifiées de « naturelles ».

L'appellation « bio » signifie que les produits utilisés sont issus de l'agriculture biologique et certifiés comme tels par un organisme agréé (comme Écocert, Qualité France, Nature et Progrès, BDIH pour l'Allemagne, etc.) qui assure une traçabilité, de la cueillette à la transformation. La culture de la plante est optimisée (quantité et qualité de l'eau, apport de nutriments naturels, espace vital pour un bon développement, ensoleillement), et la plante ne reçoit ni engrais chimique, ni pesticide, ni herbicide, ce qui permet d'obtenir une plante riche et vitalisée. Les plantes de cueillette sauvage sont également d'une très haute qualité.

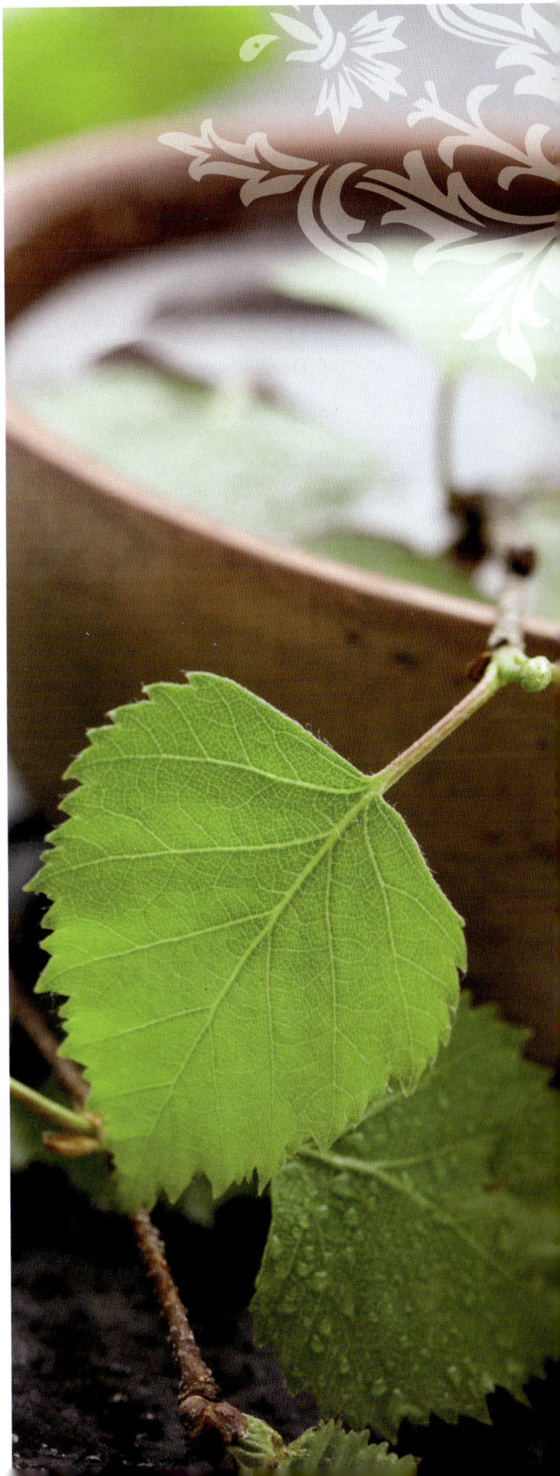

Exemple d'émulsion	Cosmétique conventionnelle	Cosmétique bio
Phase aqueuse De 60 à 90 %	Eau, eau distillée, saine (stérile) mais sans vie	Hydrolats chargés en principes actifs provenant de la distillation des plantes : rose, hamamélis, camomille, sauge, lavande, mélisse…
Phase grasse De 5 à 30 %	Esters de synthèse Huile de vaseline (ex. : paraffinum liquidum) Huiles minérales issues du pétrole Silicones Huiles végétales extraites à chaud et par solvant Matières premières d'origine animale	Huiles végétales de première pression à froid : noisette, tournesol, rose musquée, abricot, argan… Triglycérides issus de l'huile de coco ou de palme Cires naturelles (carnauba, olive, abeille, jojoba…) Insaponifiables d'huiles végétales et oléorésines végétales Esters et acides gras d'origine végétale
Émulsionnant De 2 à 8 %	PEG et dérivés	Dérivés de sucre, de matières premières végétales, transformés au moyen de réactions chimiques douces Alcools gras Acides gras Glucolipides issus de l'huile de coco, de glucose de maïs et de céréales Glycérine de plantes, vitamine E, algues Extrait d'avoine, de blé… Lécithines végétales

Exemple d'émulsion	Cosmétique conventionnelle	Cosmétique bio
Agents de consistance (texture)	■ Alcools gras et cires de silicone	■ ■ Alcools gras Cires végétales : carnauba, candidella... Cire d'abeille Beurres végétaux : karité, cacao, mangue...
Actifs	■ ■ Molécule isolée par extraction ou synthèse D'origine synthétique ou naturelle	■ ■ Actifs naturels : extraits huileux, hydroalcooliques, plantes, hydrolats, huiles essentielles, vitamines
Humectant (adoucissant)	■ PEG Glycérine synthétique Silicone	■ ■ Glycérine végétale Squalane d'olive Gel d'aloé vera Acide hyaluronique Acide phytique (issu du riz) Algues
Épaississant	■ Polymère acrylique, synthétique Amidon modifié, hautement raffiné	■ Gomme xanthane, guar Algues, Argile, Cellulose Amidon, farines et fécules fines (marante, maïs, riz, pois chiches...)
Antioxydants	■ ■ ■ BHT BHA	■ ■ ■ Tocophérol (vitamine E naturelle) Insaponifiables d'huiles végétales Extrait de romarin

■ Excipients ■ ■ Principes actifs ■ ■ ■ Additifs

Exemple d'émulsion	Cosmétique conventionnelle	Cosmétique bio
Conservateurs	Parabens Phénoxyéthanol Formaldéhyde	■■■ Conservateurs doux ou « naturels identiques » autorisés par le cahier des charges Écocert : acide sorbique, acide déhydroacétique, acide citrique, benzoate de sodium… Stabilisants naturels (dérivés de sucre et de céréales) Extraits de propolis ou de pamplemousse Autoconservation des produits par les huiles essentielles ou l'alcool
Parfum	■■■ Synthétique	■■■ Huiles essentielles, hydrolats
Colorants	■■■ Synthétique	■■■ Colorants naturels à base de minéraux, fruits, légumes, plantes
% d'ingrédients naturels	Inférieur à 5 %	Minimum 95 %, jusqu'à 100 %
% d'ingrédients bio	0 %	Minimum 10 %, jusqu'à 100 %

■ Excipients ■■ Principes actifs ■■■ Additifs

Un point de repère probant : les labels

Pour y voir clair, les labels sont finalement la seule garantie sur laquelle le consommateur soucieux d'acheter bio peut s'appuyer. Sur le marché français, plusieurs labels destinés aux produits cosmétiques permettent d'identifier un cosmétique réellement naturel ou biologique : Écocert, Cosmébio, Nature et Progrès, Qualité France ou BDIH. Il existe également un petit label français, Simples (acronyme de Syndicat inter-massif pour la production et l'économie des simples), qui réunit des producteurs de montagne au cahier des charges très strict.

Chaque label a sa spécificité, mais dans la plupart des cas ils garantissent :

– l'exclusion de paraffines et de silicones, des produits issus de la pétrochimie
– l'exclusion de parfum ou de colorant de synthèse
– l'exclusion de matières premières d'origine animale
– l'exclusion de conservateurs de synthèse du type des parabens, d'émulsifiants ou solvants type PEG, de phénoxyéthanol…
– l'exclusion d'OGM
– le refus des tests sur animaux.

Ils imposent :

– le recours aux composants végétaux issus de l'agriculture biologique dans la plupart des cas
– le recours à une très forte teneur en ingrédients naturels
– le recours strict à une liste de composants autorisés
– le respect de l'environnement (effort sur les matières premières, les procédés de fabrication, les emballages).

Précisons que dans le processus de labellisation ce n'est pas la marque qui est labellisée mais chaque produit.

Des extraits végétaux, oui mais de qualité

Qu'est-ce qu'un extrait végétal de qualité ? L'emploi des huiles végétales et extraits de plantes dans les produits cosmétiques n'est pas forcément un gage de qualité car tout dépend de leur provenance et des méthodes d'extraction, qui font toute la différence[3].

Il existe trois façons principales d'obtenir des huiles végétales dont le résultat qualitatif sera fort différent suivant le procédé d'extraction employé :

1. L'extraction par première pression à froid donne une huile de qualité exceptionnelle (préservation des vitamines, sels minéraux, acides gras, matières actives...). Toutefois, la quantité obtenue est assez faible et l'huile, fragile : elle peut être sensible à l'oxydation et nécessite une attention supplémentaire pendant le processus de transformation.
2. Dans la pression à chaud, le processus et la chaleur importante détruisent beaucoup des éléments vitaux de l'huile et peuvent générer simultanément des radicaux libres. La quantité obtenue est plus importante et le produit final, plus stable.
3. Enfin, l'extraction par solvants autorise un grand rendement d'huile qui, très raffinée (pour en extraire ensuite le solvant), n'est que d'une qualité inférieure.

Si la première pression à froid donne des huiles sans traces de solvant et de qualité supérieure, peu de fabricants optent pour ce choix, par mesure d'économie, car cette méthode offre un moindre rendement quantitatif.

Le même problème se pose pour les extraits de plantes, très en vogue dans les campagnes publicitaires, tels l'aloé vera, la camomille et le calendula. Ces extraits sont le plus souvent obtenus à partir de plantes issues d'une agriculture intensive ou de l'exploitation d'une flore sauvage, sans

[3] Sheila Gray, consultante et formatrice en phytocosmétique

aucune considération pour l'environnement ni les économies locales. Ensuite les plantes sont séchées et stockées avant d'être introduites dans des solvants chimiques, comme le propylène glycol, un dérivé du pétrole.

En termes d'utilisation et de résultat final, une huile végétale de haute qualité offrira un confort d'utilisation, une efficacité et un plaisir d'application et d'assimilation sur votre peau nettement supérieurs à une huile minérale.

Comparez ces méthodes avec celles des laboratoires soucieux de fournir des produits sains, éthiques et de qualité. Les plantes de culture biologique ou traditionnelle, sans emploi d'engrais ni de pesticides de synthèse proviennent d'une sélection rigoureuse. Les récoltes sauvages sont issues de sources renouvelables. En même temps, les économies locales ainsi que les petits producteurs sont privilégiés. Les extraits à base d'eau, d'alcool ou de glycérine végétale sont pour la plupart fabriqués sur place à partir de la plante fraîche, au moment de la récolte pour assurer une teneur maximale en matières actives.

Si les extractions à chaud et par solvant garantissent un produit stable et bon marché pour le fabricant, elles ne transmettent que peu (ou plus du tout) d'éléments actifs.

À l'opposé, les produits issus de méthodes naturelles coûtent plus cher en main-d'œuvre et leur aspect (texture, consistance, couleur) peut parfois varier selon la saison de récolte ou le pays d'origine, par exemple. Mais ces variations légères, loin d'être considérées comme des défauts, sont plutôt des preuves de la qualité des ingrédients plus vivants.

10 bonnes raisons de passer aux cosmétiques bio

Vous êtes tenté par l'aventure et vous cherchez des (bonnes) raisons de passer aux cosmétiques bio ? Adopter un principe de précaution et se passer des substances douteuses contenues dans les cosmétiques ne signifie pas pour autant renoncer à s'occuper de soi, de sa peau. Au contraire. C'est même un nouveau terrain d'investigation sensoriel pour découvrir ou redécouvrir des émotions et sensations liées aux rituels de beauté. Douceur et onctuosité des textures naturelles qui deviennent gourmandes, notes olfactives étonnantes aux accents d'enfance, odeurs venues du bout du monde… les produits naturels ont le pouvoir de nous séduire malgré nous.

De manière plus pragmatique, la cosmétique bio est ce qu'il y a de plus sain pour votre peau et pour l'écosystème planétaire.

1 – Ils sont efficaces : testés et approuvés par… des générations de femmes !

Issus de recettes traditionnelles plébiscitées et transmises par les femmes du monde entier depuis des siècles et remises au goût du jour (huile d'argan, beurre de karité, aloès, par exemple), les produits naturels ont déjà fait la preuve de leur efficacité, et cela bien avant l'apparition de la pétrochimie. Les femmes n'ont en effet pas attendu de vivre au siècle du « soin correcteur lumière de Chanel » pour s'embellir avec des produits à leur portée : plantes, minéraux, etc.

Actuellement, de plus en plus d'études scientifiques conduites dans des conditions rigoureuses contribuent à confirmer les propriétés des produits naturels que l'on connaissait empiriquement : pouvoir cicatrisant du miel, pouvoir calmant et hydratant des boues de la mer Morte, efficacité des huiles végétales riches (bourrache, onagre, argan) dans le traitement des dermites, propriétés antiacnéiques des huiles essentielles (tea tree, manuka, cyprès bleu, notamment)… On pourrait citer ainsi une multitude d'exemples concernant les actifs traditionnels occidentaux comme les produits plus exotiques, notamment les plantes chinoises et les actifs amazoniens qui font l'objet de nombreux travaux.

Malgré les progrès réalisés en matière de cosmétique par les grandes marques et leurs promesses alléchantes, les beauty addict, les actrices et les people passent tous par la case médecine et chirurgie esthétique, puis finissent par adopter une hygiène de vie irréprochable pour optimiser leur capital beauté.

Si on avait trouvé la panacée au rayon cosmétique ça se saurait…

La cosmétique naturelle n'est pas antinomique avec une politique de recherche digne de ce nom. La concurrence cosmétique récente a boosté les recherches sur ce marché porteur des matières premières végétales.

2 – Naturellement riches en principes actifs

Les extraits végétaux (huiles et beurres végétaux, huiles essentielles) qui composent l'essentiel de l'excipient des cosmétiques bio et naturels sont « naturellement actifs » et induisent un effet potentialisateur, une synergie optimisant le résultat final. En privilégiant la qualité des matières premières, ils sont plus riches et concentrés que les cosmétiques conventionnels, qui utilisent des excipients peu onéreux sans propriété cosmétique.

Et n'oublions pas que c'est en étudiant les propriétés des plantes qu'on on a pu trouver un grand nombre de médicaments.

3 – La garantie sanitaire ou l'absence de substances potentiellement dangereuses

Les cosmétiques de synthèse utilisent certains composants soupçonnés d'être potentiellement toxiques, bénéficiant du fait qu'il est très difficile de le prouver. Par principe de précaution, les cosmétiques naturels et bio ne contiennent pas d'ingrédients inutiles ne présentant en général aucune affinité avec la peau : colorants, parfums, agents de texture, conservateurs synthétiques, filtres solaires chimiques, qui sont là à seule fin de faciliter la vie du fabricant. Les cosmétiques naturels sont composés d'ingrédients dont les effets sont généralement connus depuis fort longtemps. Bien sûr, tout comme les allergies ou intolérances alimentaires, il est toujours possible de réagir à certains ingrédients, que l'on apprend à reconnaître et à éviter.

4 – Ils ne font pas l'objet de tests sur les animaux

Utilisés depuis des siècles, les effets des produits naturels sont déjà bien connus et ne nécessitent pas de tests sur les animaux. Pour les nouveaux ingrédients, il existe des méthodes substitutives aux tests sur les animaux (in vitro, sur volontaires). Grâce aux progrès de la recherche, ces méthodes sont de plus en plus fiables. Et, bien sûr, il n'y a pas d'ingrédients animaux dans les cosmétiques naturels (hormis les produits de la ruche, et les extraits d'œufs et de lait).

Les tests sur les animaux seront définitivement interdits en 2009 selon la dernière Directive européenne.

5 – Un budget cosmétique allégé, ils sont économiques

Contrairement à ce que l'on pourrait croire, la cosmétique bio dispose désormais d'une offre très abondante et est accessible à tous. On trouve des produits efficaces et agréables dans toutes les fourchettes de prix, équivalents voire inférieurs à ceux des produits de parapharmacie. Depuis peu, la grande distribution propose également des gammes (attention toutefois à bien les distinguer des marques pseudo-naturelles).

La richesse de composition des produits naturels et bio qui privilégie la qualité en fait des produits très concentrés, relativement polyvalents et qui durent très longtemps. Au fil du temps et avec des soins adaptés, la peau corrige et rectifie d'elle-même ses déséquilibres. Inutile de superposer des soins pour le visage, par exemple (sérum, lotion, crème de jour, de nuit, contour des yeux, des lèvres, cou, décolleté…) – une segmentation purement marketing insufflée par les marques pour créer le besoin. Les plus audacieux peuvent même fabriquer facilement et avec un petit budget leurs propres cosmétiques.

6 – Un capital santé préservé

Les cosmétiques naturels sont composés d'ingrédients dont les effets sont connus depuis longtemps pour la plupart. Ainsi, selon les traités de phytothérapie et les découvertes de l'ethnobotanique, il apparaît que beaucoup de plantes ont des effets bénéfiques sur les problèmes de peau. Les ingrédients retenus par les fabricants sont non nocifs pour la santé et nous dédouanent des inquiétudes liées à l'utilisation de conservateurs, parfums de synthèse, colorants, filtres solaires chimiques, tensioactifs... dont les effets à long terme sont peu connus.

De plus, l'utilisation, de cosmétiques naturels ou bio s'accompagne souvent d'une remise en cause de ses habitudes d'alimentation, de sédentarité et de rythme de vie. Tous ces facteurs influent favorablement sur la santé et la beauté. Votre corps vous le rendra.

7 – Ils préservent l'environnement

L'agriculture biologique est un mode de production qui respecte la biodiversité et les équilibres naturels. Les soins bio sont produits selon un principe d'écoconception où chaque étape est pensée dans un souci de respect de l'environnement. La culture des matières premières certifiées bio n'utilise aucun engrais de synthèse ni pesticide. Les matières premières utilisées sont naturelles et biodégradables, tout comme les packagings. Les marques naturelles ne font pas de suremballage et proposent certains produits en format familial pour limiter les déchets.

8 – Ils simplifient la vie

Par leur large spectre d'action et leurs effets à long terme sur les déséquilibres de la peau, les cosmétiques bio peuvent remplacer toute une déclinaison de produits, comme autant de couches apposées sur la peau, et simplifier les rituels de beauté. Quelques produits de base suffisent pour se faire une trousse de beauté naturelle. Des produits comme le beurre de karité, qui nourrit à la fois le visage, le corps et les cheveux, sont particulièrement pratiques, ne serait-ce que pendant les vacances. Une bonne huile végétale type amande douce, argan ou onagre peut servir à la fois de démaquillant, de crème de jour ou de nuit et de support de massage. De plus, le simple fait d'appliquer une huile inclut un léger massage, qui est à lui seul extrêmement bénéfique. Le gel d'aloès constitue également un très bon exemple de produit polyvalent qui peut s'employer comme crème de jour, apaisante, en après-rasage et même comme gel de coiffage.

9 – Tout n'est pas que pur marketing au rayon bio

Le matraquage publicitaire des marques naturelles et bio est bien moindre que celui de la cosmétique classique. Les valeurs sûres du naturel et du bio restent à leur place. Pour des raisons d'éthique, de budget également, ils misent plus sur la qualité des produits que sur l'emballage et les promesses irréalisables.

En utilisant des produits de soins qui sont adaptés à nos propres besoins – et non l'inverse ! – et répondent à nos attentes personnelles, on se désolidarise de l'icône de beauté inaccessible véhiculée par les magazines, source de perpétuelle frustration et surtout génératrice de dépenses, pour renouer avec notre vraie nature en valorisant ce qu'il y a de mieux en nous. Ce qui n'implique pas pour autant un refus de tout artifice !

10 – Le plaisir sensoriel en plus !

Est-ce que vous promener dans un jardin oriental baigné d'odeurs envoûtantes de jasmin vous fait le même effet que l'ouverture d'un flacon de parfum de synthèse "au jasmin" ? Se laisser séduire et découvrir les produits naturels provoque des résonances olfactives, des émotions et des accents de bien-être étonnants, bien différents des produits de synthèse dont les odeurs ont été homogénéisées et aseptisées. Au point que notre nez conditionné en oublie de savoir fonctionner correctement.

Les eaux florales et les produits à base d'huiles essentielles permettent de retrouver le véritable parfum des fleurs. Dans l'essence de chaque plante aromatique se trouvent des notes permettant de soigner le corps et d'affecter subtilement nos émotions, ce qui est démontré scientifiquement pour plusieurs huiles essentielles comme celles de rose ou lavande. Et le plaisir est décuplé car nos sens sont pleinement en éveil lors des moments de soin : la vue, le toucher et l'odorat pour un bien-être plus complet.

Et, pour tout vous dire, ces authentiques senteurs peuvent même nous mener par le bout du nez !

PETIT LEXIQUE pour s'y retrouver

Cosmétologie bio : elle s'inspire de la phytothérapie et s'appuie sur l'usage de substances naturelles du type huiles végétales, huiles essentielles, eaux florales, cires et beurres. Elle obéit à une démarche qualité stricte des ingrédients et à une production différente des cosmétiques traditionnels. Pour être reconnu bio, un produit doit obtenir une certification « bio » en répondant à un cahier des charges précis contrôlé par des organismes indépendants tels qu'Écocert et Qualité France.

Ingrédient de synthèse chimique : ingrédient qui n'est pas d'origine naturelle. Ils sont très souvent la reproduction à l'identique d'un ingrédient naturel. Agents de conservation dans les produits finis ou dans les ingrédients, ou bien ingrédients à part entière, ils apparaissent en très petite quantité dans les produits finis dits bio (5 % maximum) et sont soumis à une réglementation stricte. Ils doivent figurer dans la « liste positive » d'ingrédients acceptés par la cosmétique bio. De nombreux ingrédients en sont exclus, comme les colorants synthétiques, les parfums de synthèse, les antioxydants de synthèse, les ingrédients issus de la pétrochimie…

Types de transformations interdites : éthoxylation (PEG…), décoloration, désodorisation (sur support d'origine animale), déterpénation (autres qu'à la vapeur d'eau), irradiation, sulfonation (en réaction principale), techniques faisant appel aux manipulations génétiques, traitements à l'oxyde d'éthylène (débacté- risation…), traitements faisant appel à l'utilisation du mercure (soude et potasse mercurielle)…

Ingrédient bio (issu de l'agriculture biologique) : tout produit issu d'une production végétale ou animale (extrait de plante, miel…) et conforme au mode de production biologique contrôlée – respect de l'environnement, aucune transformation excepté des transformations exclusivement d'ordre physique (extractions, filtration et purification, mélange, pression à froid…).

Ingrédient certifiable : ingrédient naturel d'origine végétale ou issu de la production animale, éventuellement transformé par des procédés physiques exclusivement, qui peut être certifié selon les règles de production de l'agriculture biologique.

Ingrédient d'origine naturelle : ingrédient naturel transformé selon les procédés chimiques autorisés dans le cahier des charges Écocert. Parmi les procédés chimiques autorisés figurent par exemple l'estérification, la fermentation, l'hydratation, l'hydrogénation... Un ingrédient issu des biotechnologies est considéré comme un ingrédient d'origine naturel puisqu'il est obtenu à partir de matières premières naturelles.

Ingrédient naturel : ingrédient végétal, minéral, marin ou animal extrait directement de la production agricole, de la récolte ou de l'exploitation, non transformé ou qui en dérive au moyen exclusif des procédés physiques autorisés. L'eau est également un ingrédient naturel.

Source Cosmébio
www.cosmebio.org

Sources

CNRS : Chimie et beauté
http://www.cnrs.fr/cw/dossiers/doschim/accueil.html

INC : Les produits cosmétiques - Guide du consommateur averti
http://www.conso.net/page/bases.1_pour_comprendre_agir.5_dossiers.6_les_produits_cosmetiques./

Dossiers Santé-Cosmétique - TSR (Télévision Suisse Romande)
http://www.tsr.ch/tsr/index.html?siteSect=311208&rubricId=12&pageTitle=Sant%E9-Cosm%E9tique

UFC Que choisir
http://www.quechoisir.org/Ressource.jsp;jsessionid=36369992194D106EAE104FE45A4A29D0.tomcat-1?categorie=NoeudPClassement:2209B10AC957E41BC1256F0100348D8B

Quand le shampoing vous rend malade - traduction libre de How toxic is your shampoo
http://www.voiesnouvelles.net/fr/0502.php?pageaff=dossierinfos.php&newdossier=from&this-langue=1&id_dossier=13

Glossaire des matières premières utilisées en cosmétique.
http://www.beaute-test.com/composant.php

« Nourrir sainement sa peau » Sheila Gray
http://www.biorespect.com/lesnews.asp?ID=5&NEWSID=56

10 bonnes raisons de passer aux cosmétiques naturels
http://www.editions-tredaniel.com/blog/index.php?2007/01/17/18-10-bonnes-raisons-de-passer-aux-cosmetiques-naturels

site d'information sur les cosmétiques biologiques
www.bioreflexe.com

Livres

"La vérité sur les cosmétiques naturels", Rita Stiens, ÉD LEDUC, 2006
"Votre beauté au naturel", Chantal Clergeaud, ÉD DANGLÈS, 2002

CHAPITRE 3

3

Vrai ou Faux naturel ? le marketing nature fait vendre

Les produits cosmétiques vantent souvent le recours aux composants naturels ; les packagings sont de plus en plus verts. Une simple mention « à la fleur de lotus » suffit à induire l'idée que l'on utilise un cométique naturel. Mais qu'en est-il réellement ? Comment faire la différence entre un produit vraiment naturel et un qui ne l'est pas, distinguer le vrai du faux, l'authentique de l'artificiel, l'efficace du superflu ?

Dans cette avalanche de produits revendiquant l'appartenance à l'infinie générosité de la nature, il est difficile de faire un choix éclairé. Car le marketing vert fait vendre et la référence végétale constitue un argument de choix pour susciter l'acte d'achat du consommateur. Avec quelques images évocatrices, décors avantageusement mis en valeur, on nous suggère que Dame Nature, à qui l'on doit tout et dont tout est issu, veille généreusement sur notre beauté et notre santé, le tout « évalué, contrôlé, optimisé » par la science qui nous offre ce qu'elle a de mieux pour nous embellir. En toute logique, nous devrions donc profiter de cette double contribution.

Ne nous leurrons cependant pas : la science est instrumentalisée par le marketing dans le seul but de vendre, et non de nous rendre magiquement plus beaux et plus doux.

Il faut savoir qu'il n'y a pas de réglementation par rapport au mot « naturel ». Et comme on peut toujours dire que tout est naturel dans le sens où tout vient de la nature, le mot est utilisé pour tout et n'importe quoi, même pour des produits qui ne pourraient jamais être labellisés[1].

Entre la simple présence de végétaux dans les produits cosmétiques et une procédure de fabrication réellement naturelle ou bio, il y a une grande

[1] Article "Dans la jungle des cosmétiques pseudo-naturels", d'Anne Andrault, sur www.econovateur.com/rubriques/communiquer/critcom150502.shtml

différence, difficile à déceler pour les consommateurs. Très souvent, d'ailleurs, les proportions du synthétique par rapport au naturel ne sont pas mises en évidence sur les emballages.

Un cosmétique naturel représente évidemment tout autre chose qu'un cosmétique industriel classique. Mais un véritable cosmétique naturel est encore à discerner d'un prétendu cosmétique naturel. La difficulté est donc de faire la part des choses entre les pseudo-naturels et les vrais naturels.

Le mode de culture des composants végétaux qui constituent l'essentiel (sinon la totalité) des ingrédients employés pour la fabrication de cosmétiques naturels joue un rôle primordial. La culture biologique ou biodynamique et la collecte sauvage contrôlée garantissent un respect pour la nature et une efficacité cosmétique optimum. Enfin, ce seront les méthodes de transformation et de fabrication elles-mêmes qui décideront de la qualité d'un cosmétique naturel digne de ce nom : elles chercheront toujours à suivre le plus possible des modèles non dénaturants lors des processus accompagnant toute fabrication de cosmétique.

Ce qui vous fait penser à un produit naturel mais n'en est pas un

Une petite musique zen ou exotique utilisée en toile de fond d'un spot publicitaire, un nom de produit ou de marque accrocheur avec de préférence les mots « bio », « nature », « fruits », « herbes », « huiles essentielles », « Provence », « lait végétal »... On s'y croirait presque. Ou bien encore l'ambiance champêtre d'une balançoire, de hautes herbes, du soleil qui caresse votre peau ou vos cheveux... Pour faire craquer le consommateur qui ne rêve que de nature, mieux vaut avoir le packaging adapté : papier vieilli, plantes stylisées, couleurs pas trop vives, pourquoi pas un flacon transparent avec une couleur représentant le bleuet ou la vanille (des colorants artificiels) prétendument contenus dedans, etc. Et, bien sûr, le discours sur le flacon ou l'emballage vous laisse tout de suite penser que grâce aux agents actifs des plantes diverses votre peau sera « naturellement belle » et « rayonnante par nature ».

L'exploitation du filon pseudo-naturel

La distorsion entre les qualificatifs et les allégations flatteuses du discours « nature » et la réalité confine souvent à la tromperie et induit très facilement le consommateur en erreur. Car si on trouve bien quelques ingrédients végétaux dans ces gammes prétendument naturelles, parfois en infime quantité, on trouve également, et en proportion significative, de nombreux autres composants chimiques de synthèse qui ne permettent pas de qualifier ces produits de « naturels ». Il ne suffit pas d'ajouter un extrait végétal pour créer un produit naturel !

Les cosmétiques pseudo-naturels réussissent le tour de force de réunir sous une même bannière, comme dans une fusion retrouvée, un savoir-faire ancestral éprouvé et toute la puissance de la recherche scientifique. Des arguments récurrents sont mis en avant. La nature évoquée à tout bout de champ vous offre sans restriction ses richesses inépuisables et authentiques (sous entendu en l'état). La notion de « soin » est omniprésente dans ces concepts par la nécessité d'avoir recours à des apports extérieurs, et les principes actifs sont portés au devant de la scène, ce qui sous-entend que notre peau, nos cheveux et notre corps cheveux sont « malades » et ne peuvent pas être au top de leur forme sans ces précieux cosmétiques. Les valeurs de l'artisanat et de la tradition sont également souvent mises en avant, nous faisant profiter de toute la sagesse ancienne et des procédés traditionnels dans un flacon. La cosmétologie crée pour nous des produits innovants issus des traditions millénaires. Enfin, on insiste fortement sur le rôle indispensable de l'avant-gardisme technologique qui contrôle et optimise les généreuses ressources de la nature… dont vous êtes un bénéficiaire privilégié. En effet, comment résister à cet appel du naturel, dompté et maîtrisé par la science qui y consacre des budgets de recherche et de développement colossaux ? Des produits courants de supermarché jusqu'aux produits vendus en pharmacie en passant par la parapharmacie, il n'est pas une marque de cosmétiques qui ne fasse référence à la douce bienfaisance de la nature dont nous serions les heureux récipiendaires.

Le marketing nature, subtilement exploité, fait vendre et se substitue habilement à l'utilisation de matières premières réellement naturelles et de procédés de fabrication respectueux des consommateurs. Packagings verts et images naturelles ne sont que des alibis à des produits industriels synthétiques classiques et standardisés relookés nature dont l'efficacité affichée est loin de provenir directement de la nature.

Aux herbes, aux plantes, aux huiles essentielles...

Dans les marques conventionnelles ou pseudo-naturelles, les mentions « aux herbes », « aux plantes », « à l'amande douce », « au beurre de karité », qui peuvent effectivement apporter un plus aux cosmétiques, sont rarement présentes en tant que telles. Il s'agit souvent de parfums de synthèse récréés avec une part infime d'extrait naturel, voire pas du tout. L'excipient est très souvent de médiocre qualité, auquel on a ajouté un parfum de synthèse, une huile essentielle reconstituée, une huile végétale de mauvaise qualité, un karité extrait par solvant, etc.

Exemples : le vrai pamplemousse est remplacé par de l'acide citrique et un « parfum au » pamplemousse. Les huiles essentielles citées sur l'emballage ne figurent en aucun cas dans la composition du produit, et pour cause : elles n'existent pas à l'état naturel ! Tel autre produit contient 3 ‰ de vrai extrait de monoï, le reste étant récréé. Les actifs de fruits annoncés brillent surtout sur l'emballage, car en réalité il sont carrément absents : un shampooing pour enfants contient 0 % de fruit, mais uniquement un parfum de synthèse récréé.

De même, telle marque annonce plus de 90 % d'ingrédients naturels : facile, le produit est composé en majorité d'eau et d'alcool ! Le reste est complété par des colorants, conservateurs et parfums. Telle autre nomme ses gammes « bio quelque chose » ; or, elles n'ont rien de bio ni de naturel, seulement des composants de synthèse bon marché.

Les mentions « ultradoux » ou « extradoux », particulièrement destinées aux produits pour enfants, peuvent cacher des formulations corrosives et allergisantes. À l'usage, on ressent effectivement une sensation de douceur octroyée par des huiles minérales (dérivés du pétrole), faciles à travailler, à conserver, et surtout bon marché pour le fabricant. Il faut savoir que la quasi-totalité des parfums, fragrances et autres bonnes odeurs sont élaborés synthétiquement, car les parfums naturels se conservent moins bien dans le temps et leur gamme est plus réduite.

L'art de reconnaitre un cosmétique pseudo-naturel ou semi-naturel du premier coup d'œil

Repérez les ingrédients qui signent immanquablement une marque pseudo-naturelle (qui surfe abusivement sur la notion de naturalité) ou une marque semi-naturelle (qui mélange des ingrédients naturels et chimiques ou synthétiques). Pour votre santé et le soin de votre corps, mieux vaut éviter les ingrédients suivants : paraffine liquidum, dimethicone (ou autres ingrédients se terminant par « thicone »), sodium laureth sulfate, sodium lauryl sulfate, ammonium laureth sulfate, BHT, BHA, EDTA, carbomer, etidronic acid, PEG, PPG, DEA, MEA, triclosan, glycereth (+ chiffre), laureth (+ chiffre), 2-Bromo-2-Nitropropane-1,3-Diol, 5-Bromo-5-Nitro-1,3-Dioxane, formaldehyde, iodo-propynyl, aluminium chlorhydrate, ou chlorohydrex, ou sesquichlorohydrate, ou zirconium trichlorohydrex GLY, benzalkonium chloride, benzethonium chloride, benzophenone.

Qu'entend-on au juste par « produit naturel » ?

Au départ, tout produit est naturel puisque tout provient de la nature. C'est vrai, mais seulement en apparence. Même le pétrole est un produit naturel. Et les défenseurs de la chimie conventionnelle de rétorquer que leur produit fini provient de la nature. On peut comprendre que pour des raisons d'hygiène et de sécurité l'intervention de la chimie et de la technologie dans le processus de fabrication de cosmétiques est quasiment obligatoire et incontournable. Mais sous cette image de « naturel » se cachent des produits qui n'ont en fait plus rien de naturel à la suite de multiples transformations. De nombreuses molécules utilisées en cosmétique n'existent pas telles quelles dans la nature (molécules de synthèse), même si leurs composants en proviennent. Quant aux arguments du type « utilisation scientifique de la nature », s'ils peuvent rassurer quant à la bonne qualité hygiénique des produits, ils ne sont pas un gage de présence de bases (excipients) naturelles ni de principes naturels actifs.

Rappelons un point souvent ignoré des manipulations « high-tech » : des substances naturelles trop manipulées et isolées de leur environnement moléculaire peuvent devenir totalement inassimilables et inefficaces dans les cosmétiques comme dans les médicaments. De plus, la plupart des chercheurs des grands groupes ont des paradigmes de recherches issus de la science classique : utilisation du pétrole et de ses dérivés comme matières à tout faire, manie de la création systématique de molécules nouvelles…

Qu'est-ce que la vraie cosmétique naturelle ?

Il faut préciser que l'appellation « naturelle » n'a pas de définition légale. À tire indicatif, un texte mis au point en 2000 par un comité d'experts européens énonce quelques critères. On pourrait dire que la cosmétique naturelle évolue dans un cadre de compromis entre interdictions et solutions autorisées pour proposer des solutions alternatives fiables.

Le terme « cosmétique naturelle » s'applique donc aux produits fabriqués à partir d'ingrédients et composants dont l'élaboration n'a pas nécessité l'intervention de manipulations chimiques ou technologiques lourdes, coûteuses en énergie, polluantes, et qui modifient abusivement ou totalement le composant d'origine. Les résidus de l'industrie pétrolière (huiles minérales issues du pétrole), même neutres sur le plan dermatologique, ne peuvent évidemment pas entrer dans cette catégorie.

Les cosmétiques naturels sont très proches des produits natifs, comme la phytothérapie traditionnelle, qui utilise des matières premières quasi brutes. Ils subissent essentiellement des transformations mécaniques et chimiques primaires, telles que distillation, extraction, cuisson ou filtrage mécanique, fermentation et oxydation, percolation, dessiccation, laissant peu de résidus, qui sont aisément recyclables et biodégradables.

Schématiquement, on trouve dans les cosmétiques naturels et bio par extension une majorité d'ingrédients issus du monde végétal (plantes, fruits, fleurs, légumes, algues...) exploités sous différentes formes (huiles essentielles, huiles végétales, poudres...), mais aussi des substances d'origine animale produites naturellement et sans maltraitance pour les obtenir (miel, cire d'abeille, lait, œufs) et quelques ressources minérales (argile, fer, titane...). Les parfums et colorants doivent être d'origine naturelle et non synthétiques ou récréés. Sont donc exclues les huiles essentielles de synthèse, les parfums récréés qui reproduisent les senteurs naturelles et les colorants, qui doivent être d'origine végétale ou minérale.

Pour donner une orientation au consommateur dans ce vaste domaine des cosmétiques naturels, certaines organisations de fabricants ont créé des labels auxquels on peut se référer en toute confiance : BDIH, Écocert, Cosmébio, Nature et Progrès...

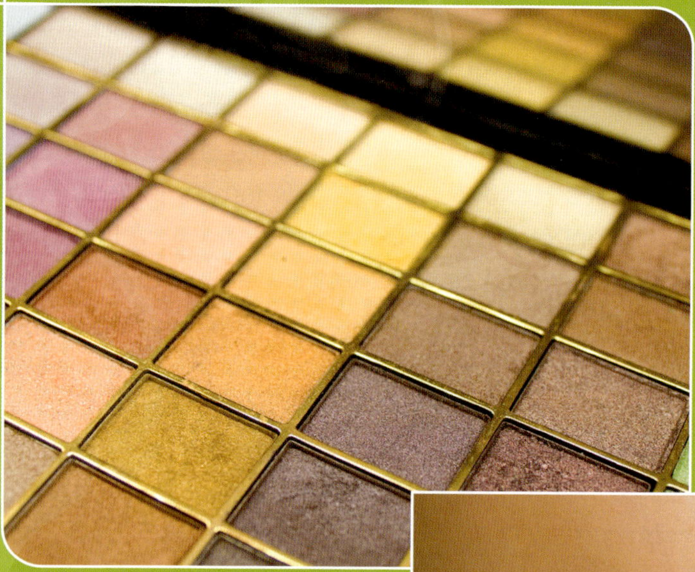

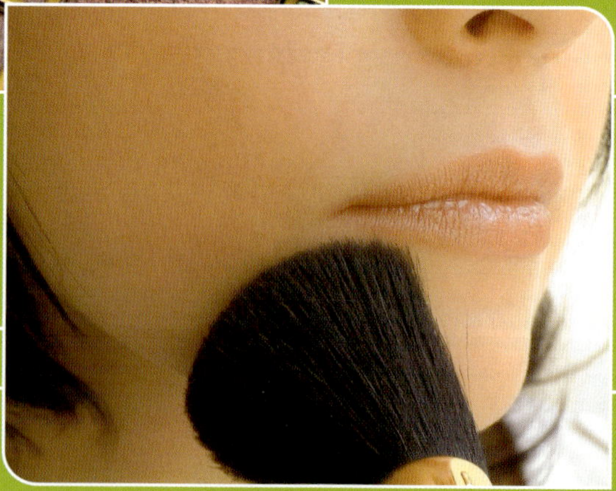

Toxiques, nos mythiques cosmétiques ?

Mars 2005. Arrêt sur image. Les consommateurs et consomm'acteurs que nous croyons être devenus découvrent avec stupeur, lors de l'émission Envoyé spécial, la face cachée et l'univers jusqu'ici très secret de la cosmétique. Nous sommes des millions à utiliser chaque jour des cosmétiques. Les Français sont d'ailleurs champions du monde dans ce domaine : nous dépensons chaque année près de 200 euros par personne en parfums, produits de soins et de beauté. Mais que savons-nous de la bonne douzaine de crèmes, shampooings, laits, lotions, mascaras, gloss, déodorants et autres gels douche que nous nous appliquons quotidiennement ? Comment et avec quoi sont-ils fabriqués ?

On apprend brutalement que nos chers cosmétiques à qui l'on voue une confiance aveugle contiennent des éthers de glycol, suspectés de provoquer cancers et malformations fœtales, des parabens, soupçonnés être cancérigènes, et bien d'autres substances présumées toxiques. Et que la multiplication de ces mêmes cosmétiques utilisés chaque jour pourrait induire des effets cumulatifs potentiellement dangereux.

À l'inverse des publicités vantant l'efficacité des cosmétiques, l'effet tenseur et botox like est quasi immédiat. Les consommatrices restent figées par une révélation qu'elles étaient loin d'imaginer quelques heures plus tôt. De jeunes mamans expriment massivement leur indignation sur les forums, des clientes affolées se ruent sur les étiquettes… Le résultat est extrêmement préoccupant, qu'il s'agisse de marques prestigieuses ou bon marché. Terminées l'insouciance et l'opacité qui régnaient sur ce secteur. L'émission fait l'effet d'une véritable bombe. À partir de ce moment, les femmes, sous le choc, vont entrer en religion bio pour les valeurs de sécurité.

Attaques environnementales contre l'industrie de la beauté

Au pays de la beauté, du luxe et du bien-être, tout n'est censé être que douceur et volupté, mais le rêve pourrait bien tourner au cauchemar. Depuis quatre ans, l'industrie cosmétique est mise au banc des accusés et attaquée sur ses stratégies marketing affichant des allégations santé pouvant s'avérer trompeuses. Le côté sacré de ce secteur jusqu'ici intouchable et qui devient sensible est en train de s'effondrer. Les attaques et campagnes répétées, très virulentes, des ONG comme Greenpeace ou d'associations de consommateurs comme l'UFC Que choisir ont acculé l'industrie cosmétique à révéler la composition de leurs produits et pourraient bien l'obliger à… faire peau neuve.

Le problème, se désole Greenpeace, c'est qu'« en l'absence d'études probantes, les entreprises se servent du doute comme d'une arme de protection, qu'elles brandissent pour ne pas changer leurs pratiques et commander de nouvelles études qui prennent des années ».

Pour l'instant, la Fédération des Industries de la Beauté (FEBEA) se contente d'affirmer que ses membres respectent la législation et que les cosmétiques tels qu'ils sont fabriqués, réglementés et contrôlés par les autorités sanitaires ne présentent aucun danger. De plus, les fabricants de cosmétiques assurent qu'il n'y a pas lieu de s'inquiéter puisque les molécules ne traversent pas la barrière cutanée. Pour raviver un capital confiance sérieusement ébranlé, la FEBEA publie un « Livre blanc », qui se veut une sorte de réponse à toutes les questions légitimes que peuvent se poser les consommateurs.

Les associations de consommateurs ne partagent pas, on s'en doute, cet optimisme et appellent à beaucoup plus de prudence.

Reach : vers une Europe chimique plus propre

Le 1er juin 2007, la réglementation européenne concernant l'enregistrement, l'évaluation et l'autorisation des produits chimiques, Reach, est entrée en vigueur. Le principe est d'imposer aux industriels et non aux autorités publiques d'évaluer les risques toxicologiques découlant de l'utilisation de leurs produits (charge de la preuve). Chaque substance fabriquée ou importée en Europe en quantité supérieure à 1 tonne devra ainsi faire l'objet d'un dossier d'enregistrement qui sera présenté à l'Agence européenne des produits chimiques (Echa) à Helsinki, en Finlande. À défaut d'enregistrement, le produit ne pourra être commercialisé. En tout, ce sont près de 30 000 substances qui sont concernées. L'industrie de la parfumerie cosmétique confirme son soutien à Reach.

Les cosmétiques à l'ère du doute

L'époque où l'on consommait en toute confiance et croyait sur parole tout ce que nous livraient les fabricants de produits de beauté semble aujourd'hui révolue. Car faut-il comprendre que ces produits, y compris les plus chers, sont loin des performances annoncées ? Que leurs principes actifs sont en vérité peu nombreux, rarement innovants, et que leur action est surestimée ? Quand on vous promet de 30 à 40 % de profondeur de rides en moins, cela fait un sillon réduit de 0,001 mm, différence invisible à l'œil nu ; qui irait parader avec son 0,001 mm de ride en moins ?

Il est troublant d'apprendre également que l'essentiel du contenu de nos petits pots consiste en excipients, de l'eau souvent, jusqu'à 80 %, brassée avec des émulsionnants, conservateurs, additifs, colorants et éléments parfumants. Que pour de sombres raisons économiques l'industrie pétrochimique revalorise ses déchets (huiles minérales) depuis des décennies et que certaines substances seraient suspectes, à risque, voire potentiellement dangereuses. Et qu'elles seraient, beaucoup plus qu'on ne le croit, responsables non seulement d'allergies cutanées mais aussi de perturbations de santé beaucoup plus préoccupantes, et de surcroît de dégâts sur l'environnement.

Les « effets indésirables des cosmétiques » figurent désormais au programme des congrès médicaux. Pourquoi autant de nouvelles gammes de produits pour « peaux à problèmes » ou « hypersensibles », de femmes dont

« la peau ne supporte plus rien » et de dermatologues impuissants devant ce raz-de-marée, y compris chez les bébés ?

Un constat alarmant

Il est bien loin, le temps où le savon de Marseille régnait en maître d'hygiène dans les salles de bains… En moyenne, notre corps contient aujourd'hui 200 substances chimiques synthétiques[1] qui, si elles ne sont pas toutes toxiques ou cancérigènes, n'ont néanmoins rien à faire dans nos tissus. Année après année, cette pollution corporelle va croissante et devient de plus en plus complexe, faisant ainsi de notre corps un véritable réceptacle. Bien sûr, les cosmétiques ne sont pas les seuls responsables ; il y a aussi les aliments, les produits ménagers et toutes les substances que nous respirons. Les cosmétiques que nous choisissons de mettre sur notre peau, sur nos lèvres, sur nos cheveux revêtent donc une importance non négligeable.

Trop de substances méconnues figurent encore dans les composants de nos produits de beauté : 90 % des substances chimiques actuellement sur le marché n'ont jamais fait l'objet d'une évaluation toxicologique[1]. En l'absence de tests, il n'est pas possible d'incriminer formellement ces substances, mais on peut légitimement craindre qu'elles aient un effet nocif sur notre santé[1]. Mais encore faudrait-il pouvoir y voir clair dans cette avalanche de remises en question, de rumeurs, d'accusations ! Rien de plus difficile pour un non-initié.

« Pures allégations sans fondement ! » clame l'industrie cosmétique, « réelles menaces étouffées par les lobbies industriels », s'indignent les autres. À qui faire confiance ? Aux scientifiques et chercheurs, aux associations de consommateurs, aux industriels, militants écologistes, fabricants de produits naturels… ? « En l'absence d'études probantes, il n'est pas possible de tirer une conclusion définitive concernant ces risques. » Cette phrase régulièrement avancée par les autorités sanitaires exprime à elle seule le sentiment d'impuissance des consommateurs face à des études et expertises prouvant tout et son contraire. Car si les emballages de produits cosmétiques

[1] Soucre : Guide Cosmétox, octobre 2006

offrent au regard du consommateur un beau fruit ou une plante vigoureuse, quand on lit la composition, on change d'univers. Une grande partie des composants de ces produits est issue de la chimie pétrolière. Et plus la liste est longue, plus les risques potentiels pour la santé et l'environnement augmentent. On peut ainsi trouver jusqu'à 80 ingrédients différents dans une simple crème de jour et, « le moins que l'on puisse dire, c'est que ces ingrédients n'ont pas poussé sur un arbre au soleil », précise Marie-France Corre (*Que Choisir*).

Légal donc inoffensif ?

Nous sommes facilement conduits à croire que la réglementation ou le prestige d'une marque suffisent à nous protéger des risques. Ce n'est malheureusement pas le cas. Contrairement à la croyance populaire bien ancrée, « légal » ne veut pas forcément dire « inoffensif ». L'industrie cosmétique avance le fait que tous les produits sont testés dans des conditions rigoureuses avant leur mise sur le marché et qu'ils sont strictement encadrés par la loi : « Utilisés en proportion et aux concentrations autorisées, ils ne présentent aucun danger. »

Mais, actuellement, la directive européenne sur les cosmétiques (76/768/EEC) qui réglemente ces produits présente de nombreuses lacunes et repose sur des seuils fixant des « risques acceptables », qui ne garantit qu'une protection partielle vis-à-vis des substances chimiques en usage dans les cosmétiques et les parfums. Celle-ci restreint l'usage dans les produits cosmétiques des substances classées cancérigènes, mutagènes et/ou toxiques pour la reproduction ; toutefois, elle ne prévient pas l'usage de substances chimiques soulevant des préoccupations équivalentes en termes de santé publique, tels les perturbateurs hormonaux. De même, elle ne tient pas compte de l'exposition résultant de la diffusion dans l'environnement des substances chimiques utilisées dans la production des cosmétiques, ou lors de leur utilisation et de la fin de vie de ces produits. Enfin, cette directive ne comporte pas de procédure d'autorisation qui exigerait des fabricants l'adoption d'une politique de précaution et/ou la recherche systématique de solutions d'élimination et de substitution des groupes chimiques indésirables.

La présence de ces substances controversées dans les biens de consommation courants étant autorisée, rien n'incite alors les acteurs économiques (fabricants, distributeurs, etc.) à se tourner vers des solutions de remplacement plus sûres.

La dose qui fait l'effet, pas si sûr...

Tout notre système de réglementation des substances chimiques de synthèse repose sur le principe « c'est la dose qui fait le poison » (Paracelse, XVIe siècle). Ces substances sont tolérées par les réglementations si les doses ne dépassent pas des « seuils limites » gérant ainsi les risques (probabilité que le danger se transforme en impact avéré) liées à leur utilisation.

Mais est-ce que tout est question de dosage ? De nombreuses études commencent à démontrer que les relations doses/effets sont bien plus complexes. En effet, il faut également tenir compte de la fréquence et de la durée de l'exposition à une substance donnée. On sait qu'une forte dose d'un polluant peut avoir des effets relativement limités, alors qu'au contraire de toutes petites doses peuvent avoir un impact beaucoup plus important si l'on est exposé régulièrement à ce toxique. Et il faut également tenir compte de l'influence du terrain, c'est-à-dire de la sensibilité individuelle de chacun. L'enfant en devenir (fœtus, nourrisson) peut ainsi être considérablement influencé dans son développement par la présence de très faibles doses interférant avec le fonctionnement de ses cellules ou de ses hormones naturelles.

L'effet cumulatif des substances chimiques : nul ne connaît à long terme l'impact combiné et l'action synergique du cocktail d'additifs alimentaires, conservateurs, colorants, médicaments, pesticides et autres parfums synthétiques, pour ne parler que d'eux, que notre organisme absorbe quotidiennement. L'approche actuelle ne tient pas compte des effets imprévisibles et de la complexité des voies d'exposition, en particulier par contamination de l'environnement ou transfert de la mère à l'enfant lors de la grossesse ou de l'allaitement. Il est bien évident que ce n'est pas un produit particulier qui va causer directement un problème, mais l'accumulation d'expositions à ces substances ; d'autant que leur nombre grandissant ne permet pas d'évaluer la dangerosité de leurs interactions. La composition des cosmétiques chimiques est un vrai casse-tête pour les toxicologues.

Les molécules et composants jugés suspects

Lorsqu'on se penche sur la composition des cosmétiques, on s'aperçoit que, loin des arguments mis en avant par le fabricant sur les fameux principes actifs, ceux-ci ne représentent souvent pas plus de 1 % de la totalité du produit, voire beaucoup moins. Le reste, c'est quoi ? Des excipients, des additifs, et c'est là que bien souvent se cachent des molécules aux propriétés beaucoup moins alléchantes.

Les principaux ingrédients qui composent l'excipient, par exemple (base dans lequel on ajoute des principes actifs), sont en général de l'eau et des produits issus de la pétrochimie : tensioactifs, silicone, paraffine, huiles minérales, PEG, conservateurs… On retrouve entre autres les fameux parabens dans bon nombre de produits (conservateurs soupçonnés de provoquer des cancers), les BHT et BHA (butylhydroxytoluène, butylhydroxyanisole), toujours utilisés dans les crèmes malgré les polémiques sur leur toxicité et leur potentiel cancérigène, l'EDTA, que l'on trouve dans les savons et qui est critique d'un point de vue toxicologique, les précurseurs du formaldéhyde, substance pourtant classée cancérigène, le PEG (polyéthylène glycol), dont la matière première est un gaz de combat, etc.

Certaines molécules telles que les HAP (hydrocarbures aromatiques polycycliques) ont été récemment interdites, puisqu'il a été prouvé qu'elles pénétraient la peau et pouvaient s'avérer carcinogènes.

Malgré les soupçons qui pèsent fortement sur elles, on trouve encore des substances douteuses pour la santé dans les cosmétiques, dont les effets vont de la simple irritation au risque présumé de cancer. Les exemples ne manquent pas de composants qui après de longues hésitations ont fini par être classés cancérigènes puis par être retirés des formulations. Et il existe de nombreuses autres substances encore autorisées dont l'innocuité n'a pas été prouvée de façon irréfutable.

Au gré de longues études affichant des résultats contradictoires suivant leur commanditaire, pris en otage entre le discours rassurant des autorités sanitaires et celui alarmiste des associations de consommateurs, comment le consommateur peut-il se faire une idée juste des risques potentiels ? En l'absence de preuves scientifiques irréfutables et par manque d'éléments, il n'est pas possible d'évaluer le risque réel. Alors, par mesure de précaution, mieux vaut s'abstenir. Pourquoi le consommateur devrait-il prendre des risques alors qu'il existe des alternatives tout à fait fiables ?

Les substances problématiques

Elles sont suspectées d'être dangereuses, irritantes, toxiques, allergènes, cancérogènes, polluantes. Certaines sont accusées sans preuve formelle, d'autres sont autorisées alors que leur potentiel nuisible est avéré.

L'EDTA, les composés nitromusqués polycycliques, le toluène et le butylhydroxytoluène, les composés organo-halogénés, les colorants pour cheveux ainsi que les amines aromatiques, ou colorants à base d'amines aromatiques, figurent sur la liste des substances qui s'avèrent problématiques.

EDTA : principalement employé dans les savons mais aussi dans les gels douche, shampooings et après-shampooings, lingettes, crèmes de soin, lotions après-rasage, il a la propriété d'être irritant, de se fixer, et il est critique d'un point de vue toxicologique ; de plus, il est difficilement biodégradable. Produit de substitution naturel : acide phytique, obtenu à partir de l'enveloppe du grain de riz ou du blé.

BHT et BHA : le butylhydroxytoluène et le butyldroxyanisole employés comme antioxydants pour éviter le rancissement des produits (savons liquides et gels douche, crèmes, mousses à raser, huiles de massage…) sont

sur la corde raide en ce qui concerne l'évaluation de leur potentiel cancérigène. Malgré toutes ces réserves toxicologiques, ils sont toujours utilisés dans certains produits alimentaires et dans les cosmétiques.
Produits de substitution : antioxydants naturels comme le tocophérol (vitamine E) ou l'extrait de romarin antioxydant.

Composés organo-halogénés (80 % des conservateurs de synthèse sont des substances halogénées) : l'halogénation consiste à introduire dans les molécules du chlore, du brome et de l'iode. Ceux-ci peuvent être allergisants et d'autre part, ils sont hautement réactifs, c'est-à-dire que s'ils parviennent dans les tissus ils peuvent s'y décomposer, s'y fixer et les endommager.

Formaldéhydes et libérateurs de formaldéhyde : le formaldéhyde est un conservateur antimicrobien. Après de nombreuses tergiversations, le formaldéhyde est maintenant presque banni car classé cancérigène. Son taux dans les cosmétiques ne doit pas excéder 0,2 % pour la conservation, 0,1 % dans les produits bucco-dentaires et 5 % dans les durcisseurs d'ongles. Les libérateurs de formaldéhyde (DMDM), présents dans toutes les catégories de cosmétiques, libèrent du formaldéhyde lors d'un contact prolongé avec l'eau et sont capables de dénaturer les protéines ; ils sont donc à éviter. (INCI : 2-bromo-2-nitropropane-1,3-diol (bronopol), diazolidinyl urea, DMDM hydantoin, formaldehyde, imidazolidinyl urea, quaternium-15.)

Nitrosamines : les nitrosamines ne sont pas à proprement parler des matières premières des cosmétiques, mais des composés qui peuvent se former accidentellement, pendant le stockage, à partir de certains ingrédients, comme les éthanolamines. Or, elles sont génotoxiques et cancérigènes, c'est indéniable.

Composés musqués : substances odorantes artificielles très stables qui se fixent dans les tissus, les composés nitromusqués sont cancérigènes. La toxicité des composés musqués polycycliques n'est pas encore fermement établie.

Polyéthylène glycols (PEGs) et polypropylène glycols (PPGs) : ce sont des polymères de poids moléculaire variable (enchaînements plus ou moins longs de molécules identiques). Ils sont souvent employés comme émulsifiants et tensioactifs car ils se mélangent aussi bien avec l'eau que les lipides dans les soins pour la peau (shampooings, crèmes à raser, savons, dentifrices, sprays pour cheveux, rouges à lèvres…). Ils ne sont pas à proprement parler toxiques (tout justes pourraient-ils dessécher légèrement la peau). Certains PEGs sont même employés comme médicaments laxatifs, sous le nom de macrogol. En fait, les PEGs et PPGs sont des cas à part. Leur discrédit vient du fait qu'ils sont obtenus par éthoxylation à partir de gaz employés comme gaz de combat, extrêmement réactifs, toxiques et polluants. Les procédés de purification comme l'éthoxylation sont dangereux, et les résidus, nocifs pour la santé.
Produits de substitution : acides gras naturels, sucres, chaleur et alcool permettent d'obtenir par estérification des émulsifiants écologiques de grande qualité. Depuis cinq ans, il existe beaucoup d'émulsifiants alternatifs et l'on peut renoncer sans difficulté aux substances éthoxylées.

Sels d'aluminium : ils sont employés principalement dans les déodorants et bouchent les pores pour empêcher la transpiration d'apparaître à la surface de la peau. Ils peuvent provoquer des réactions inflammatoires et endommager les glandes sudoripares par une utilisation répétée. Depuis cinquante ans, les études se succèdent à propos de leur nocivité : on les a mis en cause dans la maladie d'Alzheimer, les cancers du sein, certaines encéphalopathies, l'asthme… sans toutefois disposer de preuves formelles. Leur neurotoxicité, en revanche, ne semble plus faire de doute.
Les catégories de produits cosmétiques susceptibles de contenir de l'aluminium sont les suivantes : déodorants et anti-perspirants, produits de soin du visage (type peeling) et du corps, démaquillants, vernis à ongles…

L'avis des autorités :

Selon l'AFSSAPS (Agence Française de Sécurité Sanitaire des Produits de Santé) : « Les données concernant l'innocuité des produits cosmétiques contenant de l'aluminium semblent satisfaisantes. Néanmoins, des études complémentaires, notamment de pénétration transcutanée, sont nécessaires afin de conforter cette évaluation.»

Selon la FEBEA (Fédération des Industries de la Beauté) : L'hypothèse que les sels d'aluminium des antitranspirants augmentent les risques de cancer du sein a été formellement démentie par une étude scientifique américaine portant sur 1 600 femmes, un rapport conjoint de l'Afssaps, de l'Afssa (Agence française de sécurité sanitaire des aliments) et de l'INVS (Institut de veille sanitaire). En l'état actuel des connaissances, les sels d'aluminium utilisés dans les antitranspirants ne peuvent pas être considérés comme cancérigènes.

L'**AFSSAPS** est chargée de prévenir et de gérer les risques liés à l'utilisation des produits cosmétiques. L'agence participe à l'évaluation des ingrédients entrant dans la composition des produits et réalise notamment une veille active sur les nouvelles substances. Elle gère également le dispositif de cosmétovigilance en France, c'est-à-dire la surveillance des effets indésirables. Les professionnels de santé ont l'obligation de déclarer à l'Afssaps tout effet indésirable grave et tout effet paraissant revêtir un caractère de gravité consécutifs à l'utilisation d'un produit cosmétique. En fonction des résultats de l'évaluation de son impact sur la santé publique, l'Afssaps prend une décision qui peut conduire à une inspection, à des contrôles en laboratoire ou encore à un retrait total ou partiel du marché, voire à une éventuelle interdiction. Les industriels, quant à eux, déclarent à la DGCCRF (Direction générale de la concurrence, de la consommation et de la répression des fraudes) tout signalement contraire à l'obligation de sécurité du produit cosmétique qu'ils commercialisent.

La FEBEA (ex FIP) est l'organisation professionnelle représentative de l'industrie des produits d'hygiène et de beauté : parfumerie, cosmétique, capillaire, hygiène et toilette.
Elle rassemble 300 entreprises, qui représentent plus de 97 % du chiffre d'affaires du secteur.

Triclosan : c'est un antibactérien à large spectre d'action, c'est-à-dire efficace sur un grand nombre de germes. Utilisé dans les savons, dentifrices et bains de bouche, produits antiacnéiques et déodorants pour lutter contre les bactéries génératrices des mauvaises odeurs, il figure sur la liste des composants autorisés avec d'importantes restrictions. Il est remis en cause par des chercheurs américains, qui ont constaté la possibilité d'émergence de germes résistants. La plupart des hôpitaux en Suède ont arrêté l'utilisation de cette substance depuis plusieurs années.

SLS (sodium-lauryl-sulfate, sodium-laureth-sulfate) : détergent synthétique employé dans beaucoup de produits d'hygiène corporelle, il provient du trioxyde sulfurique et de l'acide chlorosulfurique, responsable de réactions allergiques et d'irritations.

Phtalates : ces agents fixateurs ou vecteurs dans les produits cosmétiques (utilisés comme solvants et conservateurs) sont classés toxiques pour la reproduction (le DEHP et le DBP sont les plus dangereux et sont interdits dans les cosmétiques depuis 2004). Le DEHP provoque des troubles du développement des testicules et perturbe les hormones du foie. Le DEP, autorisé et largement utilisé dans les cosmétiques car réputé comme présentant le moins de risques, est de la même famille et pourrait avoir des effets toxiques similaires sur les cellules spermatiques, et donc la reproduction. Il est fréquemment utilisé comme dénaturant de l'alcool contenu dans les parfums (pour le distinguer de l'alcool alimentaire, d'un point de vue fiscal).
Il faut savoir qu'on retrouve rarement les phtalates sur la liste des ingrédients des produits cosmétiques, puisque la loi autorise à les englober sous le terme de « parfum ». En 2005, Greenpeace a étudié 36 parfums et eaux de toilette et montré que 35 contenaient des phtalates, y compris des DEHP et DBP.

Selon la FEBEA : « Le DEHP et le DBP sont des substances interdites d'utilisation dans les produits cosmétiques. Le DEP a fait l'objet d'une évaluation au niveau européen en 2003 qui a conclu à son innocuité pour un usage cosmétique[2]. »

[2] Soucre : FAQ AFSSAPS, mai 2007

Selon la FEBEA : « Des strictes règles fixent la teneur maximale en DEP que peuvent contenir les parfums. Les autorités scientifiques françaises, européennes et américaines ont établi que l'utilisation du DEP dans les parfums ou cosmétiques jusqu'à une teneur maximale de 15 % est sans risque. Ce seuil, dans la réalité, n'est jamais atteint. »

Composés de muscs synthétiques : ils remplacent les muscs naturels (interdits pour protéger le chevrotin du Tibet) et contribuent à la fragrance des parfums. Les muscs nitrés sont de moins en moins produits à cause de la toxicité pour l'environnement et la santé.
Deux d'entre eux restent cependant autorisés en concentration limitée :

– Les composés nitromusqués, avec les muscs xylène et cétone qui entrent toujours dans la composition de nombreux cosmétiques, sont sous haute surveillance en attendant la fin des études portant sur l'évaluation et le contrôle des risques. Ceux-ci sont source d'irritation, parfois d'allergie, et sont très toxiques pour l'environnement.
– Les muscs polycycliques, qui représentent environ 95 % du marché européen, sont controversés et fortement déconseillés par les experts. On les soupçonne d'être cancérigènes, de se fixer dans les tissus vivants et d'agir en perturbateurs endocriniens.

Alkylphénols et éthoxylates d'alkylphénol : ils sont incorporés comme agents émulsifiants dans les cosmétiques. Le plus controversé est le nonylphénol.

Colorants des maquillages : les colorants azoïques contenus dans les produits de maquillage dont la plupart ne sont pas autorisés aux États-Unis sont particulièrement critiques sur le plan toxicologique, et certains sont classés dans la catégorie 4 (ne devant pas rester en contact prolongé avec la peau).

Colorants pour cheveux : cela fait soixante-dix ans que l'on se penche sur le caractère fortement allergène et sur les risques cancérogènes que représentent les colorants capillaires. En dépit de ce que tentent de nous faire croire les fabricants, les produits colorants pour cheveux sont très agressifs. Même si ces substances sont autorisées et accompagnées de mises en garde appropriées, se teindre les cheveux sans risque confine donc à l'illusion.

Les amines aromatiques, qui constituent la base des produits colorants d'oxydation, ont un pouvoir de sensibilisation avéré, sont toxiques et peuvent être absorbées par la peau.

Les quats, employés comme antistatiques dans les produits capillaires, et les polyquats ont un effet irritant pour la peau, ont été classés dans la catégorie critique et de surcroît ne sont pas biodégradables.
Produits de substitution : les quats estérifiés sont facilement biodégradables, très doux pour la peau et peuvent être élaborés à partir de matières premières végétales.
Très utilisés contre les cheveux gris, les produits contenant de l'**acétate de plomb** peuvent augmenter le taux de plomb dans le sang et se sont montrés cancérogènes dans les expérimentations animales. Ils continuent d'être utilisés malgré leur interdiction.
Depuis le 1er décembre 2006, 22 substances présentes dans certaines teintures sont interdites à la commercialisation.

Réponse de la FEBEA à la question « Les teintures capillaires sont-elles responsables du cancer de la vessie ? » : « Non, toutes les études épidémiologiques montrent qu'il n'y a pas à ce jour de preuve sérieuse que les teintures capillaires pourraient accroître le risque de cancer de la vessie. La même conclusion peut être formulée pour des utilisateurs très exposés, tels les professionnels de la coiffure. » C'est ce qui ressort des publications les plus récentes en la matière, mais aussi de l'expertise conduite par l'Afssaps en juin 2006.

Éthers de glycol : ces solvants dérivés de l'éthylène (série E) ou du propylène (série P) sont très largement utilisés dans les produits de consommation courante (ménagers, peintures, colles, désodorisants, produits cosmétiques et médicaments) pour leur solubilité à la fois dans l'eau et dans les graisses. On sait depuis les années 1980 qu'ils attaquent les cellules du sang, les gènes, la fertilité, et sont même cancérigènes.

En France, les éthers de glycol font scandale depuis des années. D'une manière générale, ils sont irritants et possèdent une toxicité sur les fonctions de reproduction. Leur action est d'autant plus nocive qu'ils passent très facilement à travers la barrière cutanée, particulièrement lorsqu'ils sont dilués et lorsque la peau est humide. En 1997, l'utilisation de 4 composants les plus critiques de la série E a été interdite en France et remplacée par la série P. Malgré ces restrictions, certains éthers de glycol restent toujours utilisés dans les cosmétiques : l'éthoxydiglycol est employé comme solvant dans les crèmes pour le visage et pour le corps, le maquillage, les traitements capillaires, certains parfums et eaux de toilette ; le phénoxyéthanol, comme conservateur dans les cosmétiques ; le butoxyéthanol et le butoxydiglycol, dans les colorants capillaires.

À la question « Représentent-ils un danger ? », la FEBEA et l'Afssaps affirment que « utilisés aux normes en vigueur, ils ne représentent aucun danger pour les consommateurs ».
L'Afssaps indique que certains éthers de glycol peuvent être utilisés dans les produits cosmétiques à des concentrations restreintes, leur évaluation n'ayant pas montré de risque particulier lorsqu'ils sont utilisés au-dessous de ce seuil. Il s'agit des éthers de glycol suivants :
- le 2-butoxyéthanol (EGBE) ne peut être utilisé que dans les teintures capillaires à diluer temporairement à la concentration maximale de 4 % ou à la concentration maximale de 2 % dans les teintures capillaires prêtes à l'emploi ;
- le 2-(2-butoxyéthoxy)éthanol (DEGBE) ne peut être utilisé que dans les teintures capillaires prêtes à l'emploi et à la concentration maximale de 9 % ;
- le 2-(2-éthoxy)éthanol (DEGEE) peut être utilisé dans tous les produits cosmétiques sous réserve de critères de pureté (pureté supérieure à 99,5 % (m/m) et contenant moins de 0,2 % d'éthylène glycol), à la concentration maximale de 1,5 %, à l'exception des produits d'hygiène buccale, dans lesquels cet ingrédient ne peut être employé.

Phénoxyéthanol : c'est un conservateur largement utilisé. Des expérimentations animales ont montré une toxicité sur le système reproducteur et sur le développement de jeunes animaux. Des études révèlent qu'il faut légiférer et ne pas dépasser tel dosage. On peut alors supposer que ces substances peuvent être dangereuses.

Que Choisir classe le phénoxyéthanol parmi les conservateurs « indésirables » et demande que cet éther de glycol disparaisse des formules des produits cosmétiques.

Autres conservateurs et antioxydants

Iodopropyl butylcarbamate : c'est un conservateur qui libère de l'iode lors de son utilisation. Or, l'exposition de l'organisme à de l'iode libre augmente le risque potentiel de troubles de la thyroïde. Plusieurs pays, telles la Norvège et l'Allemagne, proposent de retirer cette substance de la liste des ingrédients autorisés dans les cosmétiques. D'autres, dont la France, réclament son interdiction dans les produits pour enfants. Même si cette substance n'est pas encore interdite, au vu des risques potentiels on ne devrait pas en trouver dans une crème.

Methyldibromo glutaronitrile : c'est également un conservateur bien connu des allergologues puisque le nombre de cas d'allergies est en augmentation dans plusieurs pays d'Europe. Toutefois, les experts ont confirmé que son utilisation telle qu'elle est réglementairement fixée pour les cosmétiques est dépourvue de risques.

Que penser des parabens ?

Qui ne connaît pas aujourd'hui le mot « paraben », devenu tristement célèbre et érigé en paria depuis deux ans ? Depuis de nombreuses années, les parabens, qui portent sur l'étiquetage les noms de « benzylparaben », « éthylparaben », « méthylparaben », « propylparaben » (ils sont généralement inséparables), sont des conservateurs utilisés dans 80 % des cosmétiques mais aussi dans l'alimentation et les produits pharmaceutiques. Ces substances sont synthétisées à partir d'un composé chimique, l'acide parahydroxybenzoïque, et destinées à empêcher la détérioration des produits par prolifération bactérienne.

Toute la campagne médiatique française s'est polarisée récemment autour de cet enjeu unique. La polémique sur les parabens, particulièrement virulente, est un peu « l'arbre qui cache la forêt », car s'ils sont réputés pour leur pouvoir allergisant, soupçonnés d'être cancérigènes et dangereux pour le développement du fœtus, ils ne sont pas les seuls. En outre, quelques fabricants malins remplacent ce terme par des substances tout aussi inavouables pour le faire disparaître de leurs étiquettes et en faire campagne.

Le pouvoir allergisant des parabens est déjà connu, mais ce sont les effets cancérigènes, remis à l'ordre du jour suite à des publications récentes

portant sur les déodorants[3] qui mobilisent et focalisent toutes les inquiétudes : les auteurs ont identifié la présence de parabens dans des tissus mammaires cancéreux. Même si ces dernières études n'ont pas été faites dans des conditions suffisamment rigoureuses, le doute demeure puisque le potentiel œstrogénique et reprotoxique des parabens a été démontré. La concentration anormalement élevée de parabens dans ces tissus cancéreux laisse penser qu'il pourrait s'agir d'une accumulation.

Cependant, tous les parabens ne présentent pas le même potentiel toxique. L'utilisation du méthylparaben et de l'éthylparaben ne sera sans doute pas remise en cause au vu des travaux publiés. En revanche, il faut être plus prudent avec le propylparaben, pour lequel des effets toxiques ont été observés.

En ce qui concerne les autres parabens, butylparaben et isobutylparaben notamment, des effets œstrogéniques ou reprotoxiques (perturbation du système endocrinien et de reproduction) sont documentés par de nombreuses publications. Ces substances pourraient être interdites prochainement dans les cosmétiques par les autorités européennes.

En l'absence d'évaluation du risque par manque d'éléments et d'études scientifiques complémentaires, la ligue contre le cancer d'Autriche conseille par prudence de renoncer aux parabens.

[3] *Journal of Applied Technology*, Philippa Darbre,
chercheur cancérologue à l'université de Reading, Grande-Bretagne, 2004

L'AFSSAPS a fait procéder en 2004 à une nouvelle évaluation sur les parabens qui a conclu au « manque de fiabilité de cette étude. L'ensemble des données scientifiques, les conclusions de comités d'experts européens dans les domaines cosmétique et alimentaire et des études fournies par les industriels ont été examinées et n'ont pas permis de conclure à l'existence d'un risque dans les conditions actuelles d'utilisation. En conséquence, l'utilisation des parabens est poursuivie, à condition qu'elle le soit aux concentrations autorisées. Néanmoins, l'évaluation des données disponibles se poursuit au niveau communautaire afin d'exclure tout risque dans le cadre de leur utilisation dans les produits cosmétiques. »

La FEBEA indique de son côté que les risques de cancer entraînés par les parabens n'ont jamais été démontrés. « Une seule étude a mis en cause les parabens ; elle a été réfutée par le comité scientifique de l'Union européenne (le SCCP) en janvier 2005. »

Filtres UV, quel impact sur les hormones ?

Une étude menée par l'institut de pharmacologie et de toxicologie de l'Université de Zurich[4] fait état de l'action œstrogénique (hormones sexuelles féminines) de certains filtres anti-UV contenus dans les produits solaires ainsi que de leur capacité à accélérer la croissance des cellules cancéreuses. Une autre, plus récente[5], affirme que nous sommes exposés à ces risques non seulement par la peau mais aussi par la chaîne alimentaire contaminée (poissons gras, lait maternel). Les filtres anti-UV sont retrouvés dans les poissons, provenant des baigneurs enduits de crème ! Étant donné qu'ils sont de plus en employés dans les cosmétiques, y compris dans les produits de soins du visage, on doit tenir compte des conséquences de l'introduction de ces substances dans l'environnement et de leur accumulation dans la chaîne alimentaire, disent les chercheurs. Des programmes européens de recherche se poursuivent pour clarifier la situation.

À la question « Les filtres des produits solaires sont-ils nocifs ? », la FEBEA répond : « Non, cela n'a jamais été démontré. Le comité scientifique de l'Union européenne a conclu, dès juin 2001, que l'étude menée par une chercheuse en Suisse ne permettait pas de conclure à un éventuel effet œstrogénique des filtres solaires étudiés. D'autre part, les experts de la commission de cosmétologie de l'Agence de sécurité sanitaire contestent le fait que certains résultats présentés en décembre 2004 par la même chercheuse puissent s'appliquer à l'être humain. »

[4] *New Scientifist Print Edition*, AVRIL 2001
[5] *"Les cosmétiques : effets et réactions aux conditions environnementales des substances odorantes et des filtres anti-UV synthétiques"*, VERLAG KIND UND UMWELT, 2003

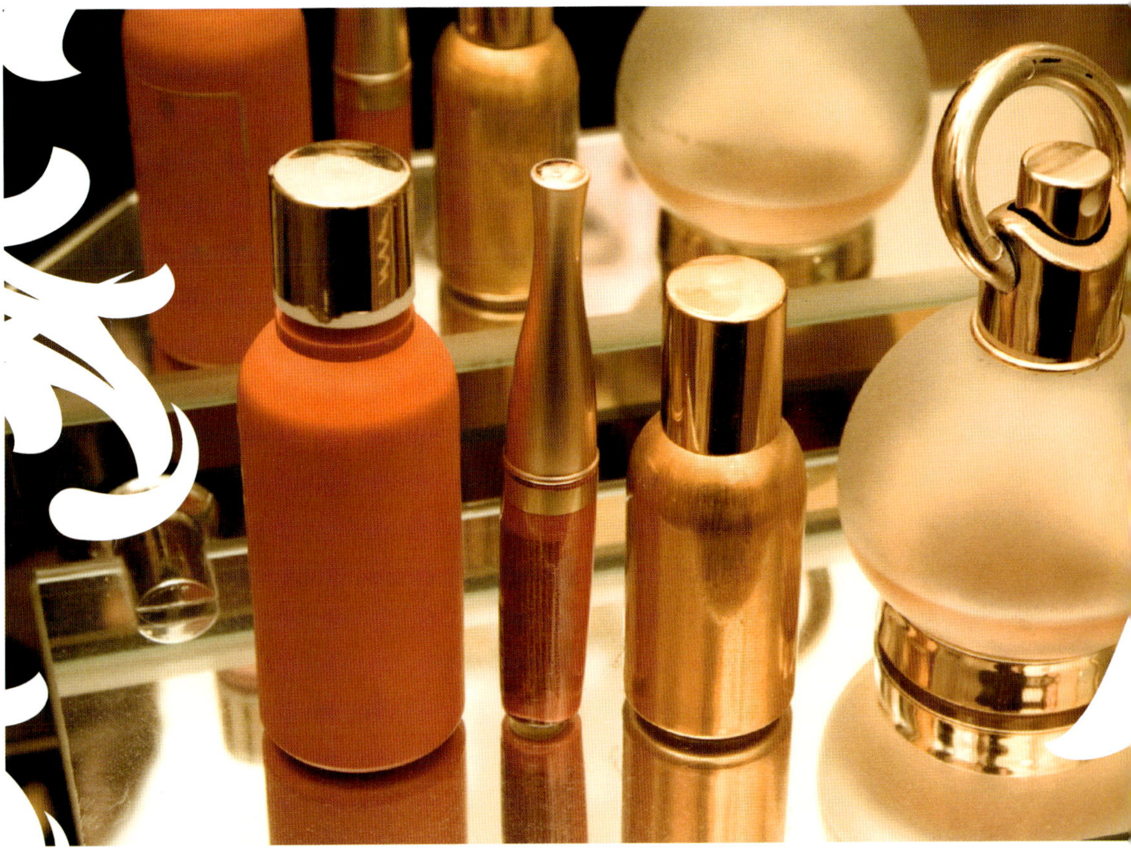

Sources

La chimie dans la peau
http://www.tsr.ch/tsr/index.html?siteSect=311201&sid=5749452&page=6#title

Produits chimiques fabriqués par l'homme dans le domaine des produits de soins personnels
http://www.greenpeace.org/france/press/reports/rapport_cosmetox

Un lexique pour mieux lire les étiquettes
http://www.biorespect.com/lesnews.asp?ID=5&NEWSID=60

Guide Vigitox
http://www.greenpeace.org/france/vigitox/

Les molécules à éviter
http://www.bioreflexe.com/info_molecules-toxiques.htm

Cosmétiques confiance, Extraits du Livre Blanc
http://www.fipar.com/CORPO/pdf/20061019-libre-blanc.pdf

AFFSAPS cosmétovigilance
http://agmed.sante.gouv.fr/
www.reach-info.fr

"La vérité sur les cosmétiques", Rita Stiens, *Ed. Leduc, 2005*

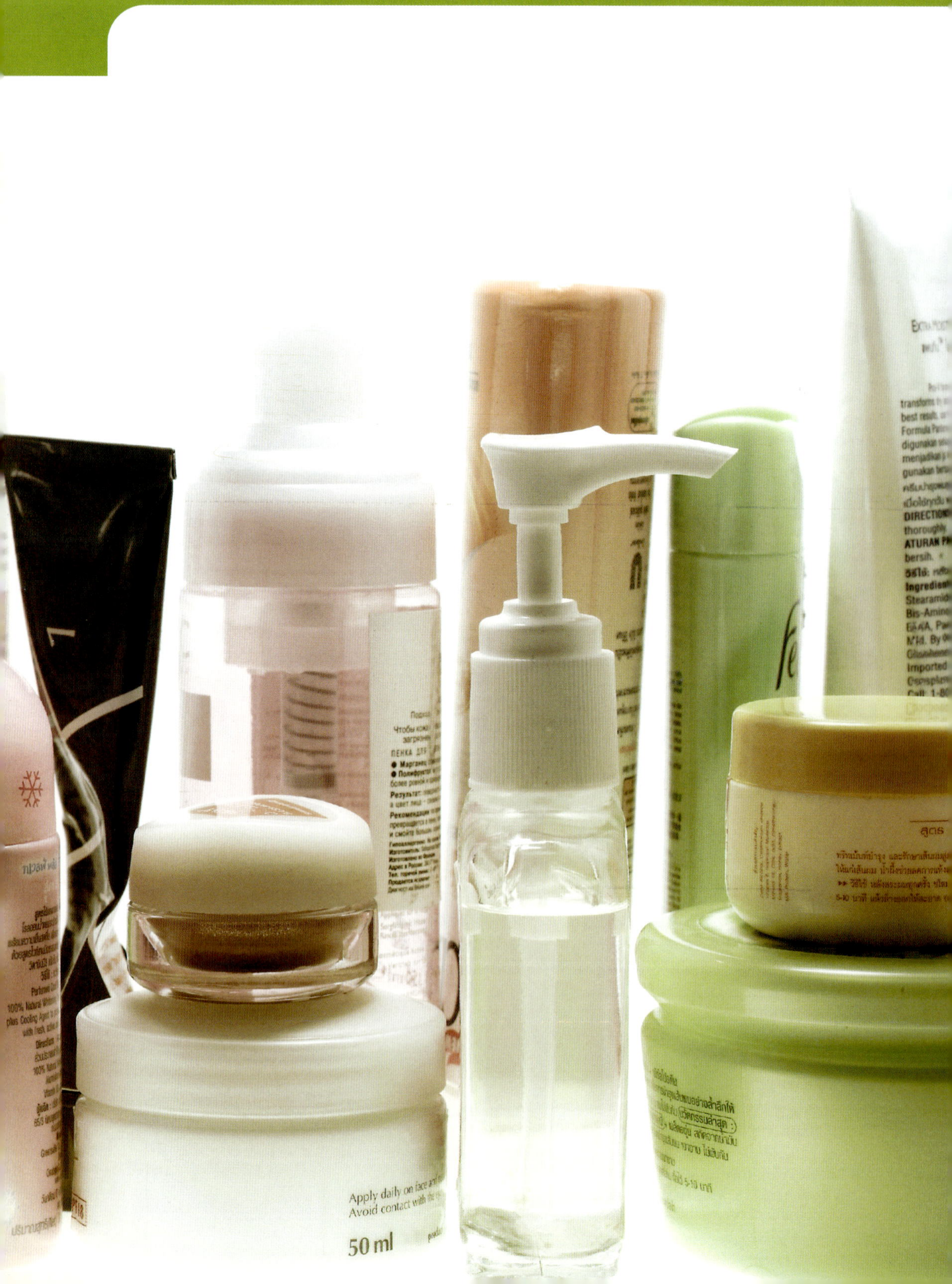
50 ml

Le décryptage des étiquettes, un véritable casse-tête

Ne maîtrise pas la composition des cosmétiques qui veut ! Plus c'est écrit petit, plus on peut penser que le fabricant veut se soustraire à une certaine transparence. Et c'est pleins de bonne volonté que les consommateurs avisés que nous sommes essayent de percer le mystère de la composition de nos cosmétiques. Avec une loupe force 8 et quelques connaissances glanées sur les sites Internet ou livres appropriés, on se lance à l'assaut des quelque 30 à 50, voire 60 composants listés sur l'emballage.
Vous avez du mal à saisir ? Normal. À moins d'avoir un bac + 5 en biochimie et d'avoir lu les mille pages de L'Encyclopédie en cosmétologie médicale, impossible de savoir ce que vous allez appliquer sur votre épiderme. Au bout de la lecture de trois ingrédients, dont la liste commence inévitablement par aqua et paraffinum liquidum, on renonce à s'aventurer sur un terrain où on ne maîtrise pas grand-chose et qui au final nous laissera dans le même état de perplexité.
Et d'ailleurs, comment savoir quelle est la différence entre le sodium-lauryl-sulfate ou sodium-laureth-sulfate (SLS) et le sodium-stéaroyl-lactilate ? Le premier est un détergent synthétique employé dans beaucoup de produits d'hygiène corporelle qui provient du trioxyde sulfurique et de l'acide chlorosulfurique. Responsable de réactions allergiques et irritant, il est très desséchant pour la peau et les cheveux. À éviter. Le second est un émulsifiant tiré des protéines de lait et des huiles végétales. À les voir comme ça, on aurait pourtant cru qu'ils étaient frères, ces deux-là !

La liste INCI : des informations précises

Si les marques peuvent faire de jolis discours et designer de très beaux flacons pour nous faire croire que le contenu est proche du naturel, la composition légale ne peut mentir. Depuis 1998, tous les ingrédients (ou presque) des cosmétiques doivent obligatoirement être mentionnés sur l'étiquette ou l'emballage d'après la nomenclature INCI (International Nomenclature Cosmetic Ingredient), sorte de dictionnaire de termes techniques fondé sur un système multilingue (mélange d'anglais et de latin) utilisé partout dans le monde. Cette nomenclature qui représente un progrès n'en reste pas moins assez opaque pour l'ensemble du public, mais elle facilite le travail des médecins et des allergologues. Mis à part certains composants choisis pour mettre en valeur le produit ou améliorer son image de marque, notamment des extraits de plantes, généralement présents en faible quantité, le reste de la liste est incompréhensible pour la plupart d'entre nous.

Les composants étant classés par ordre décroissant de poids, ce sont donc les quatre à huit premiers qui constituent l'essentiel du produit. Cela signifie qu'un produit dont la liste commence par aqua (water) est composé en plus grande partie d'eau. Ce qui est très souvent le cas.

Les ingrédients dont la concentration est inférieure à 1 % peuvent être mentionnés dans le désordre. Et rien n'empêche ainsi de placer un extrait de fruit ou de plante à 0,001 %, ayant le meilleur impact publicitaire bien avant un conservateur toxique à 0,1 %... ou 0,99 %.

Les colorants sont mentionnés en fin de liste sous la dénomination CI suivie d'un nombre à cinq chiffres.

Bien qu'elles représentent un grand pas en faveur de la transparence, ces formules INCI contiennent quelques faiblesses et lacunes : elles ne donnent pas la concentration des ingrédients, ne précisent pas non plus les procédés de fabrication ni la partie de la plante utilisée. De plus, pour des raisons de confidentialité ou « techniques », le fabricant peut demander à faire figurer certains composants sous forme de code. Par mesure de sécurité, une quantité maximale a été fixée.

Les compositions parfumantes et aromatiques et leurs matières premières sont mentionnées sous l'appellation « parfum » ou « arôme », ce qui ne permet pas d'identifier les composants du parfum. Les phtalates, par exemple (solvants), se cachent sous le terme « parfum » alors que ce sont des perturbateurs endocriniens à éviter.

Quoi qu'il en soit, ce sont déjà des informations précieuses qui permettent d'avoir une base solide pour évaluer ce que contient réellement le produit. Mais le parcours du combattant ne s'arrête pas là. Une fois qu'on se trouve en face de cette liste interminable et incompréhensible d'ingrédients en anglais et en latin, comment savoir de quoi il s'agit au juste, et surtout comment appréhender leur efficacité présumée ou leur éventuelle toxicité ?

Sachez reconnaître les moins recommandables par leur toxicité présumée ou leur caractère polluant :

1 Paraffinum liquidum, petrolatum, ozokerite, cera microcristallina, hydrogenated : huile de paraffine, sous-produit de la pétrochimie, obtenue par distillation du pétrole, occlusive pour la peau.

2 Cyclomethicone, dimethicone, cetyl dimethicone : huile de silicone, d'origine minérale (pétrole) ou végétale, très peu dégradable.

3 PEG (polyéthylène glycol), PET (polypropylèneglycol) : présents dans tous les produits de cosmétique et d'hygiène, ils sont fabriqués à partir de gaz très toxiques.

4 CI : colorant synthétique.

Mieux comprendre l'étiquetage : les mentions obligatoires

Le domaine des cosmétiques est régi par la directive européenne 76/768/CEE qui dresse une liste positive pour l'utilisation des colorants et conservateurs, ainsi qu'une liste négative concernant entre autres les substances CMR (cancérigène, mutagène et reprotoxique). Sur l'étiquette des cosmétiques se mêlent des informations publicitaires et des mentions obligatoires.

Quelles informations doivent impérativement être inscrites sur l'étiquetage d'un produit cosmétique ?

Le récipient et l'emballage de chaque cosmétique mis sur le marché comportent les indications suivantes,

inscrites de manière à être facilement lisibles, clairement compréhensibles et indélébiles :

Nom et adresse du producteur ou du responsable de la mise sur le marché, établi dans l'Union européenne ou partie à l'accord sur l'Espace économique européen. Les indications peuvent être abrégées à condition que l'entreprise soit identifiable.

Contenu nominal, en masse ou en volume au moment du conditionnement (il existe des dérogations pour les produits de petites quantités : moins de 5 grammes, échantillons, unidoses…).

Date de durabilité minimale avec la mention « utiliser de préférence avant fin ». Il s'agit de la date jusqu'à laquelle le produit, conservé dans des conditions appropriées, continue à remplir sa fonction initiale et ne nuit pas à la santé humaine. Mais pour les produits dont la durabilité minimale est supérieure à trente mois, elle n'est pas obligatoire.

Indication de la durée d'utilisation après ouverture, qui est au contraire obligatoire pour les produits dont la stabilité est supérieure à trente mois.

Précautions particulières d'emploi, qui doivent figurer sur le récipient et l'emballage ; s'il n'y a pas suffisamment de place, on doit reporter les indications sur une notice, une bande, une carte jointe ou attachée.

Numéro du lot de fabrication

Pays d'origine pour les produits fabriqués dans les pays qui n'appartiennent pas à l'Union européenne.

Fonction du produit, sauf si cela ressort de la présentation du produit.

Liste des ingrédients dans l'ordre décroissant de leur masse pondérale (poids) au moment de leur incorporation sous leur dénomination INCI et précédée du mot « ingrédients ». Les parfums et compositions parfumantes ou aromatiques apparaissent sous le nom « parfum » ou « aroma ». Toutefois, le nom des 26 substances parfumantes faisant partie de la liste des allergènes doit figurer en clair sur l'étiquetage.

Informations sur les ingrédients cosmétiques
http://ec.europa.eu/enterprise/cosmetics/cosing/
(base de données de la Commission européenne "CosIng" répertoriant
plus de 15 000 ingrédients cosmétiques ainsi que la réglementation en vigueur, en anglais)
www.parlonscosmetiques.com (édité par la FEBEA)
www.laveritesurlescosmetiques.com (site de Rita Stiens)

Des labels pour authentifier la cosmétique naturelle et bio

« Aux huiles essentielles », « aux plantes », « à l'extrait de lavande »... l'engouement récent pour les ingrédients végétaux en cosmétique a provoqué l'émergence sur le marché d'un foisonnement de produits qui n'ont de naturel ou de bio que le nom (moins de 5 % d'ingrédients naturels dans la composition, et encore, c'est généreux). Avec les mentions alléchantes et parfois trompeuses affichées sur les emballages, les revendications écologiques des marques, il est devenu très difficile pour les consommateurs de reconnaître un cosmétique d'origine naturelle.

C'est cette image usurpée de la naturalité, véhiculée abusivement par les marques et le dérapage du marketing sur les appellations bio, qui a poussé les fabricants européens de cosmétiques naturels à passer à l'action dès les années 1990 en mettant en place les prémices de la certification. En France, les pères de la certification sont issus de la mouvance de l'agriculture biologique. L'association Nature et Progrès est à l'origine du mouvement avec l'élaboration d'un premier cahier des charges en 1998 et récemment réactualisé. Dès 2000, le processus de mobilisation générale s'est accéléré et ces démarches ont pu être concrétisées notamment avec l'élaboration du référentiel Cosmébio, une association de fabricants de cosmétiques naturels, établi en collaboration avec Écocert, organisme de contrôle et de certification agréé par les pouvoirs publics. Une dizaine de laboratoires ont participé à la rédaction de ce cahier des charges, dont Sanoflore, Phyt's, Coslys, Sicobel, Europ Labo, Jacques Paltz...

En Allemagne, c'est le BDIH, l'association fédérale allemande des entreprises produisant des médicaments, produits diététiques, compléments alimentaires et soins corporels, qui a porté et initié les mises en place des certifications officialisées en 2001. Les pionniers de la cosmétique naturelle allemande et suisse, Weleda, Dr Hauschka, Logona et Lavera, ont joué un rôle significatif. Des chartes et des labels ont ainsi été développés dans chaque pays, s'appuyant sur un cahier des charges et un référentiel rigoureux, qui donnent lieu à des certifications contrôlées par des organismes indépendants.

Cosmébio, Écocert, Nature et Progrès en France, BDIH en Allemagne, Soil Association en Grande-Bretagne, l'AIAB et l'ICEA en Italie, Écogarantie en Belgique : cette poignée de fabricants européens à l'éthique écologique rigoureuse exprimait depuis longtemps le besoin de trouver des solutions aux problématiques suivantes :

– élaborer un cahier des charges officiel pour les cosmétiques fabriqués à partir de substances naturelles ;
– définir l'appellation « bio » en cosmétique et établir un lien entre certains produits cosmétiques et l'agriculture biologique ;
– harmoniser la coexistence d'un grand nombre de réglementations privées européennes peu connues et reconnues ;
– pallier à l'extrême difficulté pour le consommateur de reconnaître les produits réellement fabriqués avec des substances naturelles ou biologiques et injecter de l'éthique dans la filière ;
– soutenir et légitimer le savoir-faire des fabricants de cosmétiques réellement soucieux d'une démarche bio et naturelle dont l'activité était souvent engagée depuis plusieurs décennies ;
– adopter un niveau de qualité plus élevé que celui défini par la législation européenne afin de garantir une réelle valorisation des substances naturelles et bio, un respect de l'environnement et des consommateurs.

La mise en place des labels a constitué un véritable tremplin pour les fabricants de cosmétiques naturels et bio, suscitant un réel engouement. **Les labels obligent à la transparence, permettent d'assurer la traçabilité des ingrédients, des processus de fabrication, et de garantir l'authenticité**

des produits. Un repère probant aux yeux de la clientèle, devenu synonyme de qualité et d'innocuité et apparenté à un argument de santé.

Ces labels sont bien sûr perfectibles et évolutifs. Ils suivent mais aussi stimulent les progrès technologiques et la disponibilité de nouveaux ingrédients naturels et bio : des travaux d'uniformisation à l'échelle européenne sont en cours entre Cosmébio, Écocert et leurs homologues allemands, italiens, belges et anglais pour offrir une solution homogène et plus lisible pour les consommateurs.

Sur le marché français cohabitent quatre labels :

– Le label cosmétique « bio », charte Cosmébio.
– Le label cosmétique « éco », charte Cosmébio.
  Ces deux labels deviennent utilisables par les adhérents de Cosmébio (l'association professionnelle de cosmétique écologique et biologique en France) lorsque l'entreprise et ses produits ont été contrôlés par Écocert et Qualité France, les organismes certificateurs. (Les deux cahiers des charges sont déposés au ministère de l'Industrie et du Commerce.)
– Le label Nature et Progrès cosmétique « bioécologique ».
– Le label BDIH, cosmétique naturelle contrôlée.

Quelles garanties derrière les logos ?

Pour obtenir la certification bio, un produit doit répondre à un cahier des charges précis contrôlé et audité par des organismes indépendants comme Écocert ou Qualité France avec la charte Cosmébio, Nature et Progrès, ou le Kontrollierte Naturkosmetik avec la charte BDIH en Allemagne.

Chaque label a sa spécificité, mais un fort tronc commun réunit bien entendu les labels existant sur le marché français : interdiction d'utiliser des huiles minérales (paraffines) et des silicones, des produits issus de la pétrochimie, des parfums ou des colorants de synthèse, de pratiquer des tests sur les animaux, d'employer des matières premières d'origine animale, sauf d'animal vivant (miel, cire, lanoline...), des conservateurs de synthèse du type des parabens, des émulsifiants ou solvants type PEG, phénoxyéthanol, des OGM, des rayons ionisants...

À l'inverse, les labels doivent garantir le recours à des composants végétaux issus de l'agriculture biologique ou de la cueillette sauvage contrôlée dans une certaine concentration, une forte teneur en ingrédients naturels, le recours strict à une liste de composants autorisés, le respect de l'environnement (effort sur les matières premières, les procédés de fabrication et/ou les emballages) et le refus des tests sur animaux.

En France, pour être labellisé, il ne suffit pas que les ingrédients soient d'origine végétale ou naturelle, il faut également qu'ils répondent à la qualité « bio ». Sur le plan des ingrédients bio, certains labels (Cosmébio, Nature et Progrès) y attachent une importance fondamentale, les autres (BDIH, Neuform) n'étant qu'incitatifs sur ce plan.

Cependant, il faut savoir que l'appellation « bio » n'est réglementée que pour les produits alimentaires. On peut donc l'utiliser en cosmétique sans que cela fasse référence à l'agriculture biologique. D'où l'importance des cahiers des charges existant : Nature et Progrès, Écocert, Cosmébio, Qualité France... qui interdisent ce genre d'appellation sans l'utilisation de produits biologiques.

Il ne faut donc pas confondre un produit alimentaire bio portant le label AB (« Agriculture biologique »), dont 95 % des ingrédients doivent être issus de l'agriculture biologique, avec un cosmétique portant le label « biologique ». Pour un produit labellisé « cosmétique bio », ce pourcentage de 95 % ne porte que sur la partie des ingrédients végétaux issus de l'agriculture biologique, et donc « certifiables ». Car, contrairement à un produit alimentaire, il y a dans un produit cosmétique une part non négligeable des produits non issus de l'agriculture (vitamines, minéraux, épaississants et autres « additifs », certes d'origine naturelle) qui sont hors du champ de la certification : l'eau, le sel, les produits marins, les algues, le kaolin, la silice...

Cosmébio, mentions « Biologique » ou « Écologique »

Né en 2002, l'association Cosmébio, qui regroupe aujourd'hui plus de 200 adhérents de la filière cosmétique naturelle et bio (fournisseurs de matières premières et ingrédients, fabricants à façon, laboratoires cosmétiques, distributeurs), a travaillé avec Écocert pour élaborer le premier cahier des charges de « Cosmétique écologique et biologique certifiée » déposé au ministère de l'Industrie et du Commerce en 2002. Issu de l'Acab (Association des conseillers en agriculture biologique), Écocert prend en charge depuis 2003 la certification des cosmétiques.

La charte Cosmébio, avec les mentions « Cosmétique, écologique et biologique » et « Cosmétique écologique », est contrôlée par les deux organismes certificateurs Écocert ou Qualité France. Ces labels sont réservés aux laboratoires adhérant à l'association Cosmébio. Il est toutefois possible pour un laboratoire non adhérent à l'association de faire certifier ses produits par un des deux organismes certificateurs et éventuellement d'apposer le sigle de celui-ci, avec le risque que celui-ci devienne alors juge et partie.

Cosmébio a joué un rôle moteur en incitant les industriels et fabricants d'ingrédients à innover continuellement de manière à rendre disponibles des matières premières naturelles et certifiables. Aujourd'hui, plus de 6 000 produits sont certifiés. La charte, élaborée spécialement pour le domaine cosmétique, va bien au-delà de la présence dans la formule de produits issus de l'agriculture biologique.

Charte « Cosmétique, biologique et écologique »

95 % minimum du total des ingrédients sont d'origine naturelle,

95 % minimum du total des végétaux sont issus de l'agriculture biologique,

10 % minimum du total des ingrédients sont issus de l'agriculture biologique.

Selon la catégorie de produits (crèmes de soin, capillaires, maquillage), la proportion d'ingrédients pouvant être certifiée en bio est variable. Cela est en grande partie lié à la proportion d'eau de la formule. Le minimum de bio sur le total de la formule est de 10 %, et cela peut aller jusqu'à 100 % pour certains produits.

Charte « Cosmétique écologique »

95 % minimum du total des ingrédients sont d'origine naturelle,
50 % minimum du total des végétaux sont issus de l'agriculture biologique,
5 % minimum du total des ingrédients sont issus de l'agriculture biologique.

Le pourcentage d'ingrédients naturels et le pourcentage d'ingrédients bio sont clairement indiqués sur tous les packagings des produits certifiés portant les logos « Bio » et « Éco ». Le fabricant est contrôlé deux fois par an par un auditeur Écocert ou Qualité France. Les opérateurs certifiés reçoivent une licence qui se rapporte à l'entreprise, l'autorisant à fabriquer et/ou à distribuer des cosmétiques certifiés et un certificat valable un an pour chaque produit contrôlé.

Ces mentions garantissent :

– Pour les produits :

La sélection des ingrédients (produits garantis sans OGM, sans matières issues de la pétrochimie, sans PEG, sans silicone, sans parfum ni colorant de synthèse, sans conservateurs de synthèse comme les parabens ou le phénoxyéthanol…). Le référentiel autorise une quantité minime (5 % maximum) de produits de synthèse, essentiellement des éléments de conservation qui sont encore actuellement indisponibles sous forme naturelle (liste positive très restrictive des conservateurs utilisés en alimentaire pour la plupart).

La sélection des procédés de transformation et de fabrication des matières premières établie selon une liste positive : séchage, broyage, pression à froid, macération, entraînement à la vapeur d'eau, fermentation, oxydation…

Les procédés chimiques complexes (dits incontournables) : saponification, estérification, hydrogénation, biotechnologie… sont autorisés.

Les procédés chimiques de synthèse pure sont a priori exclus, à l'exception de ceux permettant l'obtention des molécules de synthèse dites indispensables et non disponibles par les procédés cités précédemment. Il s'agit de molécules concernant principalement la fonction de conservation du produit fini.
Ne sont pas autorisées les techniques faisant appel aux manipulations génétiques, à l'ionisation, à l'irradiation, au mercure et à l'oxyde d'éthylène.

– Pour les personnes :

La mise sur le marché des produits cosmétiques se fait, dans le respect et pour le bien-être des consommateurs, par une information exhaustive et une transparence sur l'ensemble de la filière jusqu'au produit fini.

– Pour l'environnement :

Le respect de la vie en général : (produits non testés sur les animaux, pas d'utilisation de produits ni d'extraits d'animaux morts ou vivants, excepté ceux qui ne mettent pas en cause directement la vie des animaux et dont le prélèvement n'a pas d'effet néfaste sur les équilibres écologiques (cire d'abeille, propolis, miel, lait).
Des mesures spécifiques dans le cadre du respect de l'environnement : mode de fabrication non polluant, emballages recyclables, biodégradables, tri sélectif, les produits de nettoyage de laboratoire doivent être écologiques.

– Pour l'économie et la société :

Dans le cadre de cette filière bio, les entreprises s'engagent à promouvoir le développement durable et le commerce équitable.

Le cahier des charges est un document évolutif, susceptible d'être actualisé et amélioré en permanence en fonction de l'évolution des capacités technologiques et de la réglementation générale. Il devrait également aller vers

plus de naturel et de bio, la progression de la recherche au niveau des matières premières naturelles en étant une des clés.
Un des gros travaux de réflexion et de concertation en cours pour l'association professionnelle Cosmébio est de clarifier et de promouvoir une vraie chimie verte, sans solvants, catalyseurs, procédés, matières premières, etc., dommageables pour la santé et l'environnement.
www.cosmebio.org

Le label BDIH, « cosmétiques naturels contrôlés »

C'est en Allemagne, pays précurseur en la matière, qu'est né en 1951 le BDIH, association fédérale des entreprises commerciales allemandes pour les médicaments, les produits diététiques, les compléments alimentaires et les cosmétiques. En 2001, un groupe de fabricants pionniers de cosmétiques naturels avec Weleda, Wala (Dr Hauschka), Logona et Lavera a développé des directives complètes et très strictes concernant la production de cosmétiques naturels pouvant porter la mention de « cosmétique naturel contrôlé ». Sur cette base, un organisme indépendant, Imo, veille à examiner la composition des produits et à certifier les méthodes de production. Aujourd'hui, le Kontrollierte Naturkosmetik compte 50 membres.

L'ossature du cahier des charges BDIH est une « liste positive » d'ingrédients autorisés qui contient 690 composants sur les 20 000 répertoriés. Un seul ingrédient non autorisé exclut la certification du produit entier. Le certificat de conformité est donné produit par produit (pas de certification de marque) et valable quinze mois.

Les exigences majeures du BDIH :

– Matières premières végétales, le plus souvent possible de culture biologique contrôlée ou de cueillette sauvage respectueuse de l'environnement, avec une liste positive déterminant les plantes devant obligatoirement provenir de l'agriculture biologique (par exemple : olive, soja, sésame, tournesol, calendula, sauge ou romarin. La liste de ces ingrédients bio obligatoires évolue avec l'offre.

– Pas d'essai sur les animaux pour les matières premières et les produits finis.
– Pas de colorants ni de parfums chimiques de synthèse, silicones, paraffine et d'autres dérivés du pétrole.
– Conservation à l'aide de substances naturelles ou définies identiques à la nature (acide benzoïque, acide sorbique...). L'utilisation doit être mentionnée « conservé avec ».
– Pas d'emploi de parabens ni de phénoxyéthanol.
– Pas de matières premières végétales ou animales obtenues par manipulation génétique.
– Pas de rayons radioactifs pour la stérilisation des matières premières et des produits.

Il existe aujourd'hui plus de 3 500 cosmétiques certifiés.

www.kontrollierte-natukosmetik.de/gesamt_fr.htm

NATURE & PROGRES

Le label Nature et Progrès :

Nature et Progrès est une association qui existe depuis une trentaine d'années et regroupe des producteurs agricoles, des fabricants de cosmétiques et des consommateurs. Que ce soit en alimentation ou dans le domaine des cosmétiques, son but est de faire des produits qui respectent les lois de la nature et utilisent le moins possible d'éléments de synthèse. Cette association labellise des engrais, des cosmétiques, et plus récemment du vin. Ainsi, Nature et Progrès proscrit tous les produits chimiques sans exception et impose une limitation radicale des traitements vétérinaires. Depuis 1998, le label « Cosmétique bio écologique », plus exigeant que le label « Agriculture biologique », a permis aux fabricants de se mettre aux normes de la cosmétique naturelle. Ce label est le seul à exiger dans son cahier des charges 100 % de végétaux bio.

Les cosmétiques labellisés Nature et Progrès ne contiennent pas de composés pétrochimiques, de produits de synthèse, de parfums de synthèse ni de colorants de synthèse. En fait, tout ce qui peut être d'origine biologique est utilisé ; les ingrédients végétaux sont forcément bio, les parfums sont composés d'huiles essentielles et les huiles végétales utilisées sont d'origine biologique.

En plus du choix rigoureux des matières premières, l'impact écologique de chaque maillon de la chaîne joue un rôle déterminant. L'association travaille en faveur d'une agriculture biologique diversifiée, respectueuse des hommes, des animaux, des plantes et de la planète, seule capable de satisfaire le plaisir des saveurs et de garantir la santé. Elle s'attache également à la préservation du tissu rural et à la valorisation du métier de paysan par la défense d'une agriculture biologique qui soutient les savoir-faire et les semences paysannes. Elle défend également une ligne éthique rigoureuse, sans complaisance avec l'économie de marché.

www.natureetprogres.org

Les organismes certificateurs

Écocert, issu d'une association européenne de conseillers en culture biologique européenne, est un organisme de certification reconnu par les pouvoirs publics qui propose la certification « Cosmétique écologique et biologique ». Qualité France est un organisme certificateur de produits alimentaires et de services, délivrant entre autres le label Rouge et le label Qualité-Syndic. Ces deux organismes de certification doivent répondre aux normes françaises et européennes, leurs fonctions étant de contrôler en garantissant l'indépendance, la transparence et l'impartialité.

Pour Écocert, les principales garanties d'un produit certifié sont :

– 95 % minimum du total des ingrédients sont d'origine naturelle, obtenus par des procédés de transformation respectueux de l'environnement (les 5 % restant peuvent être des ingrédients de synthèse faisant partie d'une courte liste comportant quelques conservateurs doux et agents tampons).

– Les étapes de fabrication, de conditionnement et l'étiquetage sont contrôlées afin de garantir la traçabilité.

La mention « Cosmétique écologique et biologique certifié par Écocert SAS-BP 47 – 32600 L'Isle-Jourdain » ou « Cosmétique écologique et biologique certifié par Qualité France SAS – 92046 Paris la Défense cedex », preuve de la certification, apparaît sur les produits certifiés. Les ingrédients issus de l'agriculture biologique sont indiqués par un astérisque sur la liste INCI, qui renvoie à la mention « ingrédients issus de l'agriculture biologique ».

Ecocert : organisme de contrôle et de certification dont l'activité est encadrée par les pouvoirs publics. *(www.ecocert.fr)*
Qualité France : organisme certificateurs des produits alimentaires et de services délivrant entre autres le label Rouge et qualités-syndic. *(www.qualité-france.com)*

En dehors des labels les plus couramment utilisés pour les cométiques bio et naturels, vous trouverez également des labels comme ceux de l'agriculture biologique (AB) pour les huiles essentielles, le label Demeter pour les produits cultivés en agriculture biodynamique, celui des Simples, qui réunit des producteurs de montagne au cahier des charges très strict, et le label allemand Neuform, qui est le seul qui ne soit pas géré par les fabricants mais par une association de détaillants, regroupant 2 600 points de vente en Allemagne.
Dans tous ces processus de labellisation, la certification s'effectue par produit et non par marque.

Avant de pouvoir arborer le logo « cosmétique écologique et biologique » ou « cosmétique naturel contrôlé » sur leurs emballages, les fabricants doivent faire certifier une certaine proportion de leur gamme et être véritablement engagés dans une démarche environnementale. Pourquoi ? Pour éviter les certifications alibis sur quelques produits pilotes où l'estampille profiterait ainsi à l'ensemble de la marque. Le BDIH impose qu'au moins 60 % des produits d'une marque soient conformes au cahier des charges avant que le premier produit puisse porter le logo. Cosmébio impose les mêmes exigences. Nature et Progrès indique également que plus des deux tiers des produits d'une marque doivent être certifiés et que, pour des raisons de cohérence de la démarche, l'entreprise doit s'engager à évoluer vers le 100 % bio dans les cinq ans à venir. Écocert ne donne pas d'indication de seuil.

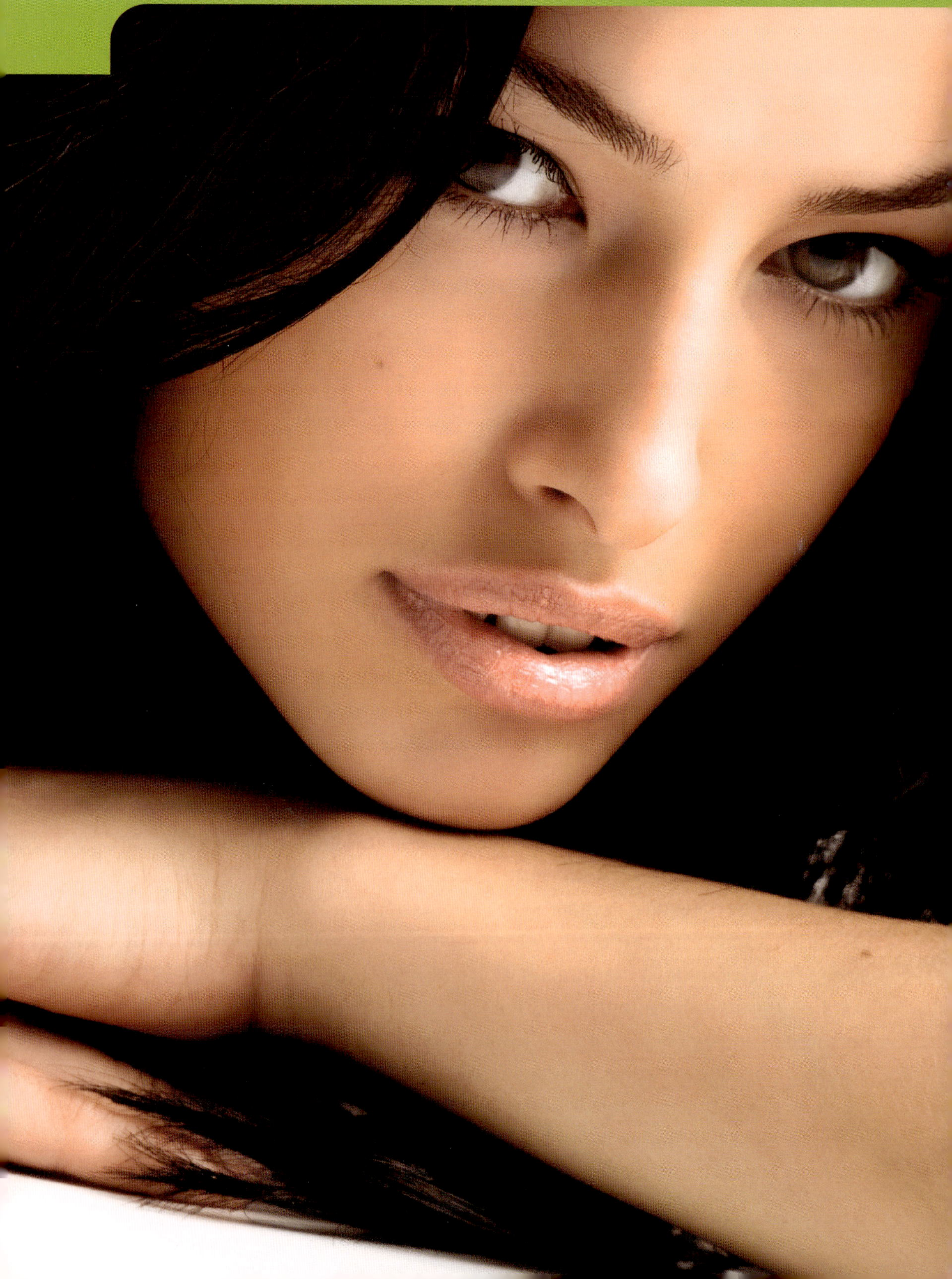

Le pouvoir absolu de la beauté

La beauté est la meilleure des recommandations, observait déjà Aristote. Et rien n'a changé. C'est très injuste, totalement partial et terriblement révoltant, mais, qu'on le veuille ou non, l'apparence physique joue le rôle d'une « clé sociale » à tous les âges de la vie. Du berceau à l'entreprise en passant par l'école et la vie privée, par quel insondable mystère les humains succombent-ils à l'arrondi d'un visage, au velouté d'un regard, à l'harmonie d'un profil ? Même les bébés y sont sensibles.

Bien plus que nous l'imaginons, le pouvoir absolu de la beauté nous fascine et nous égare dans nos perceptions. Même si la sagesse populaire recommande de ne pas s'y fier et que l'on condamne les idéologies exaltant la seule beauté physique, on cède collectivement à l'obsession du look. Et on se plie sans barguigner à l'injonction sociale assénée par la pub : « Soyez beau ! » et les slogans qui sous-entendent que la beauté est un passeport pour la séduction, la tendresse, l'amour, la réussite et la fortune, en bref, le potentiel de vie.

La beauté n'a donc pas de prix.

J'ai decidé d'être belle

Hier considérée comme un don divin ou reçue de la Nature, la beauté pourrait désormais s'acquérir et se conçoit comme le résultat d'une conquête possible. Elle est même devenue une sorte de devoir social dont nous sommes directement responsables, d'autant que les techniques d'embellissement se banalisent : médecine et chirurgie esthétique, soins cosmétiques... Il existe désormais des outils de gestion de l'apparence qui renforcent la conception d'une beauté « constructible ».

Les progrès de la cosmétique, la spécialisation de la recherche en matière de beauté font qu'aujourd'hui le mythe faustien de l'éternelle jeunesse, loin d'avoir pris la moindre ride, semble au contraire à portée de main. Notre société vieillit ostensiblement et développe parallèlement très tôt ce refus du paraître vieux, complexe habilement entretenu par les magazines féminins et les médias qui a entraîné un boom des produits de soins anti-âge. On veut mourir très vieux en étant toujours jeune et beau. Et il y aurait presque autant de femmes aujourd'hui, révèle une enquête outre-Rhin, qui souhaitent un produit pour empêcher la formation des rides qu'un médicament anticancéreux.

Celles qui cherchent désespérément une astuce contre le vieillissement peuvent essayer le sourire. Un dermatologue le confirme avec humour : « Avec le vieillissement, la peau du visage a tendance à s'affaisser. Le sourire est le meilleur moyen de lutter contre les effets de l'apesanteur. » Alors, souriez maintenant !

Cherche âme sœur au rayon cosmétique

Votre peau nourrit une certaine complicité (ou non) avec vos cosmétiques. Si on avait trouvé l'âme sœur au rayon cosmétique, ça se saurait : on cesserait de zapper de marque en marque, de croire que le dernier produit vanté par les rédactrices beauté sera meilleur que le précédent, d'alimenter cette insatisfaction chronique, de nous jeter sur les derniers actifs à la mode, d'acheter des crèmes anti-âge à 320 euros le pot…

L'affinité de notre peau avec les cosmétiques

Un bon produit de beauté, au-delà de l'efficacité escomptée, est d'abord celui… qui se fait oublier : qui présente après application une parfaite affinité avec notre peau et nous évite de faire des grimaces en tous sens pour tenter de trouver la meilleure adéquation application/pénétration, qui ne provoque ni tiraillements, ni picotements, ni sensation d'inconfort ou de film occlusif, ni effet masque, qui ne pique pas les yeux et ne laisse pas un goût amer dans la bouche.

Et, bien plus qu'on ne le croit, notre peau, qui est un système éco-cellulaire très performant et organisé, sait d'instinct ce qu'elle doit reconnaître ou non comme étant un ingrédient qui lui convient. Si nous lui appliquons des produits qu'elle détecte comme étant « étrangers » à sa constitution, du type huiles minérales ou molécules inventées de toutes pièces, elle peut avoir des difficultés à les assimiler. Dans certains cas, elle va le faire savoir par une sensation d'inconfort diffus, les éliminer naturellement ou les rejeter ; parfois, elle va réagir par des irritations, réactions d'intolérance, allergies... ou bien encore elle va seulement pouvoir les accumuler dans ses tissus.

La peau, synonyme de vie

La peau est une protection intelligente et vivante, indispensable à notre vie, à la fois résistante et fragile, extensible (comparable à un élastique), que nous tenons à conserver aussi fraîche et jeune que possible. Elle nous protège des rayons UV, des micro-organismes et des diverses agressions du quotidien.

En quelques chiffres : 2 mètres carrés de surface, 4 kilos (sans compter l'hypoderme), 0,005 mm d'épaisseur sur les paupières, 1,5 mm sur la plante des pieds, 200 000 récepteurs de la température, 600 000 récepteurs au toucher. Formidable lieu d'échanges, la peau a une perméabilité qui est autant une qualité qu'un défaut. Ce n'est ni une armure ni une combinaison de plongée. Ses propriétés permettent le passage de médicaments ou de certains composés d'un cosmétique, y compris les produits toxiques !

Une peau en bonne santé est ferme, douce, souple, fine et sans irritation. À la différence, une peau qui manque d'éclat, sujette aux irruptions ou prématurément ridée ne fait que refléter des signes d'un déséquilibre dû souvent à une mauvaise hygiène de vie. Les caractéristiques de la peau changent aussi avec les émotions, l'alimentation, l'état de santé, le climat... Pour résister aux agressions extérieures, se défendre, les cellules cutanées doivent disposer d'un régime riche en nutriments. Mal alimentée, la peau peut en effet connaître des carences, et ses fonctionnalités peuvent en être altérées.

D'ou viennent les problèmes de peau ? Ils peuvent être :
– d'ordre externe : pollutions variées, froid, vent, excès de soleil, chauffage intensif, eaux trop calcaires, maquillage exagéré, oxygénation insuffisante, emploi de cosmétiques contenant des produits de synthèse… ;
– d'ordre interne : alimentation déséquilibrée, en excès et/ou carencée en vitamines et minéraux, manque d'exercice physique, stress continuel, mental négatif, café, alcool, tabac… ;
– d'ordre biologique : vieillissement physiologique dû à l'âge, aux problèmes hormonaux[1]…

Comment faire « peau neuve » ? Il faut d'abord éliminer les principales sources d'agression, mettre en place des soins d'hygiène et de beauté naturels à base d'huiles végétales par exemple, accompagné d'un rééquilibrage de l'alimentation (avec un apport judicieux des précieux acides gras insaturés contenus dans les huiles de première pression à froid, de vitamines, minéraux et oligoéléments), adopter (si on peut) des principes de vie saine (respiration, relaxation, gymnastique…).

Quel que soit le type de peau, des soins quotidiens efficaces et simples permettent de maintenir et même d'améliorer son état afin de la nourrir, de l'hydrater et de la protéger. Votre peau redeviendra alors votre meilleur atout beauté.

Le secret d'une belle peau : une bonne hygiène de vie

La peau est le reflet de la santé. À l'encontre de toutes les promesses publicitaires, les meilleurs produits de beauté sont encore les fruits et légumes et autres aliments frais riches en vitamines et minéraux. Rien ne sert de s'appliquer consciencieusement des crèmes matin et soir si vous n'avez pas une alimentation équilibrée, que vous abusez du soleil, ne buvez pas assez d'eau, ne dormez pas suffisamment et que vous exposez sans protection votre peau au froid hivernal. Les cosmétiques ne peuvent pas tout et ne résoudront pas seuls les problèmes esthétiques ou dermatologiques que présentent votre peau, celle-ci ne pouvant être nourrie que par les substances nutritives véhiculées par le sang. Dans ce cas, la meilleure des crèmes est vaincue

[1] Chantal Clergeaud, *Huiles de beauté et de santé,* ÉD. LES 3 SPIRALES, 2002

d'avance ! Mangez frais, bio, croquant, variez les plaisirs culinaires, limitez les ingestions de toxiques et les régimes draconiens.

Hydrater et nourrir

Il n'y a pas de secret, la meilleure façon d'hydrater et de nourrir sa peau vient de l'intérieur. Hydrater consiste d'abord à boire environ 1,5 l d'eau par jour, sans compter l'eau des boissons (thé, café, etc.) et celle contenue dans les aliments. Il est possible d'empêcher les dégradations de la peau et des cheveux, et même de les réparer jusqu'à un certain point. Privilégiez une nourriture « vivante » et variée, riche en aliments frais, pauvre en produits raffinés, additifs et graisses saturées, le résultat transparaîtra avantageusement sur la peau et les cheveux.

Pour lutter contre les radicaux libres en excès (qui altèrent et font vieillir les cellules), notre corps a besoin d'antioxydants, parmi lesquels on note les vitamines A, C, E, le sélénium et le zinc, mais aussi des vitamines B, D, K, des protéines, des éléments minéraux et acides gras essentiels qui jouent aussi un rôle vital pour la santé de la peau et des cheveux. Ces éléments nécessaires se trouvent dans une nourriture riche en fruits et en légumes frais, avec des sources de protéines végétales, des céréales complètes, des huiles végétales (issues de première pression à froid), ainsi que les produits de la ruche (le miel et le pollen), des fruits secs…

Les huiles alimentaires au service de la beauté sont celles qui sont riches en acides gras insaturés, en vitamines A, D, E, F et en lécithine ; utilisez-les à chaque repas et alternativement en petite quantité (huile d'arachide, de carthame, de colza, de germe de blé, de noix, de noisette, d'olive, de tournesol, de sésame, de soja, de macadamia, de pépins de raisin…).

En complément, offrez à votre peau, à vos cheveux et à vos ongles une cure de Jouvence : huile d'onagre ou de rose musquée, de bourrache, ou huile de germe de blé (capsules à ingérer ou à appliquer sur la peau). Si vous la nourrissez ainsi de l'intérieur, il devient beaucoup plus facile de traiter la peau par l'extérieur avec une ligne de soins adaptés.

Enfin, utilisez des plantes qui stimulent l'autofabrication de collagène et d'élastine par le corps, notamment : la prêle, le tussilage, l'hypericum, l'échinacée, le calendula, l'aloé vera, l'huile l'avocat, la carotte, la rose musquée. On trouve ces produits sous forme de décoction, macération huileuse, extrait alcoolique, huile ou infusion.

Vitaminez votre peau !

Apportez-lui, par une alimentation riche et variée, des vitamines qu'elle pourra directement assimiler.

Vitamine A : l'action de la vitamine A dans le renouvellement des cellules de la peau (synthèse de collagène et d'élastine) lui donne un rôle primordial dans la cicatrisation et la lutte contre les effets nocifs des UV ; elle a également un effet anti-radicaux libres.

Vitamines B : elles s'opposent au vieillissement de la peau (B2, B3, B5, B6,B8, B9, B12) et boostent les cheveux et les ongles (B8, biotine).

Vitamine C : elle stimule la synthèse du collagène ; une crème contenant 5 % de vitamine C améliore la structure de la peau ainsi que son microrelief.

Vitamine E (tocophérol et tocotriénol) : elle prévient des dommages des radicaux libres et protège les membranes cellulaires en empêchant l'oxydation des acides gras. Elle stimule les défenses immunitaires, favorise la microcirculation cutanée et a un effet anti-inflammatoire.

Faîtes le plein d'antioxydants

À l'origine du vieillissement, on trouve les radicaux libres, ces molécules qui altèrent puis détruisent les cellules. L'apport d'antioxydants, qui ont la propriété de les piéger et d'en limiter les effets, favorise le rajeunissement et la régénération cellulaire. Un coup de pouce salutaire !

Les vitamines C et E sont des antioxydants majeurs pour la peau qui agissent en synergie.

Les caroténoïdes donnent leur couleur aux fruits et aux légumes jaunes, orangés, rouges et vert sombre et rehaussent aussi notre teint. Ces substances s'accumulent dans l'épiderme et le protègent des UV, entre autres. Le bêtacarotène donne naissance à la vitamine A, qui stimule la synthèse du collagène et de l'élastine et est indispensable à la cicatrisation.

Le zinc est un oligoélément essentiel à la peau et intervient dans le renouvellement cutané. Son action anti-inflammatoire est utilisée dans le traitement de l'acné. Il agit aussi comme une clé indispensable à un mécanisme antioxydant propre à l'organisme, l'enzyme de la superoxyde dismutase qui neutralise les radicaux libres.

Le sélénium est un oligoélément minéral qui stimule les fibroblastes, les cellules du derme, et a également des propriétés antioxydantes. Il agit en synergie avec la vitamine E, c'est la raison pour laquelle les compléments alimentaires associent souvent les deux.

Les flavonoïdes sont des antioxydants de la famille des polyphénols qui se trouvent naturellement dans les fruits et les légumes ainsi que dans le vin et le thé.

Préférez toujours les versions naturelles des antioxydants à leurs homologues synthétisés.

Les bons petits soldats de notre peau

Acides gras essentiels : noix, huile de colza, poissons gras
Acides gras mono-insaturés : huile d'olive
Bêtacarotène : carotte, épinard et légumes verts, persil, potiron, abricot, melon jaune
Flavonoïdes et polyphénols : huiles végétales de première pression à froid, myrtille, cassis, mûre, cerise, raisin, agrumes, légumes, laitue, thé vert, vin rouge
Isoflavones : soja sous toutes ses formes
Lutéine et zéaxanthine : brocolis et crucifères, légumes verts, maïs
Lycopène : tomate, pamplemousse rose, pastèque
Magnésium : fruits oléagineux, eau minérale

Sélénium : viande, poissons, céréales complètes
Terpènes : aromates, épices
Vitamine A : foie, beurre, sardines
Vitamine B1 : pain complet au levain, céréales complètes, légumineuses, oléagineux, foie, poissons, porc
Vitamine B6 : foie, viandes, poissons, légumineuses, crucifères, banane, levure de bière
Vitamine B9 : épinard, cresson, mâche, légumes verts, poissons, œuf, viandes, foie
Vitamine B12 : foie, poissons, viandes, œuf
Vitamine C : kiwi, fruits rouges, agrumes, poivron, crucifères, épinard
Vitamine D : poissons gras, foie de morue
Vitamine E : noisette, amande, huile de germe de blé, poissons gras, céréales complètes
Vitamine PP : foie, viandes blanches, poissons, céréales complètes, légumineuses
Zinc : huître, coquillages, foie, œuf

Peau sensible, intolérante ou allergique ?

Lorsque la peau réagit à l'application d'un cosmétique par différentes manifestations, on parle alors un peu hâtivement d'allergie. Dans le phénomène allergique, c'est le système immunitaire qui réagit à un allergène spécifique ou à un groupe d'allergènes. La réaction cutanée apparaît vingt-quatre heures au plus tôt après le contact et atteint son point culminant après deux jours. Elle déborde de la zone de contact. Dans le cas d'une intolérance ou irritation, il s'agit d'une manifestation cutanée temporaire et non récurrente en réponse à une agression de la peau. Celle-ci se déclenche et disparaît relativement rapidement, dans les vingt-quatre heures.

La peau sensible, qui réagit facilement par des tiraillements, sensations d'échauffement, picotements, rougeurs, ne doit pas être confondue avec la peau allergique. Même si les symptômes sont proches, il s'agit de deux phénomènes distincts. Concrètement, la peau allergique déclenche une réaction immunitaire face à un agent extérieur, alors que la peau sensible développe des réactions inflammatoires à répétition.

Les causes de cette hypersensibilité cutanée, de plus en plus fréquente, sont à la fois liées à des facteurs endogènes (interne) et exogènes (externe) : variation de température, pollution, exposition solaire, produits cosmétiques inadaptés… À ces facteurs extérieurs peuvent s'ajouter des causes endogènes comme le stress, la fatigue ou encore un déséquilibre hormonal. La sensibilité cutanée est donc une réalité complexe qui touche aujourd'hui tous les types de peaux.

Sources
Dr Danielle Vautrin, *Une peau zéro défaut,* ÉD. ALPEN, 2005
Chantal Clergeaud, *Huiles de beauté et de santé,* ÉD. LES 3 SPIRALES, 2002
Dr MD. Mattray-Bressans, *Peau Programme Jeunesse,* ÉD. ALPEN, 2002
Sheila Gray, formatrice et consultante en cosmétologie

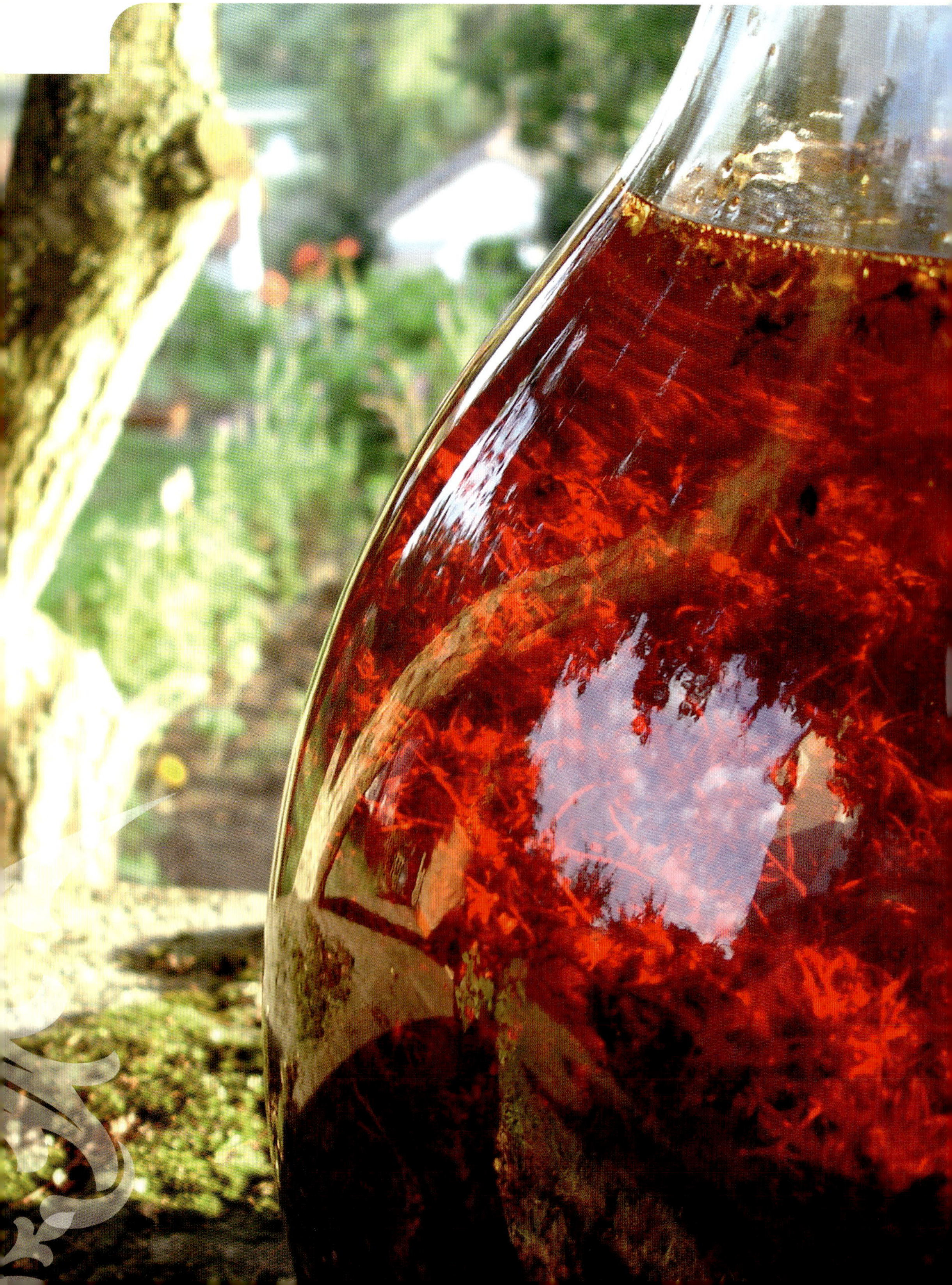

CHAPITRE 7

7

Cosmétique naturelle : une cosmétique qui se nourrit de beauté

N'avez-vous jamais été saisi par quelque chose d'étonnant et de déconcertant : partout dans le monde, des femmes affichent des peaux sublimes et rayonnantes, une beauté pure de nature, avec des produits très simples – plantes, fleurs, fruits... – qui constituent leur unique mini-arsenal de beauté.

Les Indiennes cultivent depuis toujours l'art de la beauté, une beauté sacrée qui élève l'esprit. Elles ont pour seuls produits les plantes odorantes, argiles et céréales, les fruits ou encore l'urucum, dont elles se colorent le visage et avec lequel elles assaisonnent également leur cuisine.

Les Asiatiques savent exactement comment accommoder ou infuser les plantes qui offrent mille onguents destinés à purifier et à éclaircir le teint. De la fleur de lotus, symbole de beauté avec sa blancheur immaculée et laiteuse qui évoque le lait maternel, elles savent extraire les précieux actifs pour nourrir l'épiderme.

En Europe, ce sont les étamines de fleurs contenant de composés aromatiques qui sont employés en cosmétologie.

Dans les campagnes thaïlandaises, les femmes utilisent en guise de shampooing des feuilles de bergamote cueillies à même l'arbre, qu'elles frottent sur leurs cheveux avec un peu d'eau. La pulpe riche de l'avocat est utilisée en masque capillaire, mélangée à un petit verre d'huile de sésame ou de coco. Une fois rincés, les cheveux affichent souplesse et brillance. Les citadines combinent les vertus antiseptiques de la papaye à celles anti-inflammatoires de l'ananas pour nettoyer leur épiderme malmené par la pollution. Elles exfolient leur visage avec les pulpes broyées et mélangées de ces deux

Photo ci-contre : © les douces angevines

fruits. Puis, pour l'apaiser et l'hydrater, elles l'enduisent avec de la sève d'aloé vera achetée fraîche sur un marché flottant.

Au Vietnam, où la médecine traditionnelle ancestrale et les rituels esthétiques sont intimement liés, on se soigne, on s'embellit et on se nourrit des fruits de la terre en respectant les cycles végétaux. Aussi fuit-on les rayons du soleil et entretient-on son épiderme avec les fruits du jardin, dont la papaye, qui arrive en tête avec sa combinaison exceptionnelle de vitamine C, caroténoïdes, magnésium, fer et calcium.

Il existe dans la nature et à notre disposition une palette d'éléments extrêmement riche, où les nobles actifs issus du végétal sont particulièrement efficaces. Derrière des ingrédients tout simples comme l'huile de tournesol reposent des bases scientifiques valides. Les connaissances apportées par les traditions anciennes sont aujourd'hui confirmées par la science moderne (propriétés cicatrisantes du miel, hydratantes de l'aloès, antiseptiques des huiles essentielles). Une approche que l'on trouvait peu jusqu'à présent dans les livres traitant de cosmétique naturelle, qui restaient le plus souvent empiriques et traditionnels.

La nature est en effet le plus intelligent des laboratoires. La plante, cette « usine végétale », est un alambic naturel, mais aussi et tout à la fois le produit de la distillation qu'elle opère. Contenu et contenant, elle synthétise et transforme les potentialités de l'environnement qui lui donne le jour. En phytothérapie, c'est l'utilisation de la plante dans son entier (totum), mélange de différentes molécules agissant en synergie les unes avec les autres, qui définit la meilleure efficacité thérapeutique et l'absence d'effets secondaires.

Vraisemblablement, si on sait les écouter, les plantes et les fleurs nous parlent de beauté et d'amour. « Les soins de beauté sont l'alimentation de notre peau. Nous devrions toujours préférer aux crèmes industrielles consommées à l'aveugle des compositions absolument naturelles, biovitales, que nous pourrions manger sans problème. Déguster sa crème de jour ou de nuit, nul n'y songerait, et pourtant, en l'appliquant sur notre peau, c'est ce que notre corps se propose d'opérer en toute innocence[1]. »

[1] Nelly Grosjean, *L'Aromathérapie beauté*, ÉD. 5 ML, 2007

Le trio des trois H

La fabrication des cosmétiques bio et naturels repose essentiellement sur le triptyque des huiles essentielles, des huiles végétales et des hydrolats, les trois H, qui présentent d'excellentes propriétés cosmétiques.

De judicieuses combinaisons et synergies offrent aux soins un concentré puissant de principes actifs, une tolérance cutanée maximale, d'autant que les extraits de plantes sont de qualité biologique, n'ont pas subi de transformation dénaturante et nous livrent ainsi leur pleine vitalité.

Les trois H

Les huiles essentielles, véritable quintessence de la plante (rose, lavande, camomille...), sont utilisées comme élément de conservation, composant olfactif, mais aussi et surtout comme agent actif pour régénérer notre épiderme en profondeur en même temps qu'elles influencent subtilement nos émotions.

Les huiles végétales (argan, bourrache, rosier muscat, amande douce...), relativement polyvalentes et complémentaires, sont de précieux auxiliaires d'une cosmétique authentique et conviennent aussi bien aux soins du visage ou du corps qu'aux soins des cheveux ou des ongles. Nourrissantes, antidésydratantes, protectrices et adoucissantes, réparatrices, elles améliorent la tonicité et l'élasticité de la peau, la souplesse et la brillance des cheveux.

Les hydrolats ou eaux florales, délicatement chargés de microparticules d'huiles essentielles recueillies lors de la distillation, apportent douceur et fonctionnalité aux produits bien au-delà d'une eau purifiée, saine mais sans action particulière.

Redécouvrons les eaux florales

Ces eaux délicatement parfumées, recueillies précieusement lors de la distillation des premiers litres des plantes aromatiques, sont empreintes de substances actives, d'hydrosolubles et d'essences florales. Très douces, particulièrement bien tolérées par la peau, elles peuvent être utilisées même chez les sujets allergiques et les jeunes enfants et constituent l'excipient de base de nombreux produits cosmétiques de qualité.

Les hydrolats sont délicieux à appliquer par vaporisation comme tonique ou en compresse (sur les yeux), et sont très efficaces pour rafraîchir, parfaire le démaquillage et préparer la peau à recevoir les soins.

Selon les plantes, les eaux florales possèdent de nombreuses propriétés : rafraîchissante, astringente, anti-inflammatoire, équilibrante, purifiante, apaisante…

Entrez dans un monde de sérénité et de douceur.

L'eau florale de bleuet est rafraîchissante, décongestionnante et adoucissante ; elle convient à tous types de peaux. Elle est particulièrement indiquée pour apaiser les irritations des paupières et le contour fragile des yeux.

L'eau florale de camomille calme et adoucit les peaux sèches, sensibles et irritées ; elle est également conseillée pour atténuer les cernes et apaiser l'inflammation des paupières. Elle est de plus connue pour son action éclaircissante sur les cheveux blonds.

L'eau florale de géranium est adoucissante et stimulante ; elle redonne éclat et souplesse aux peaux ternes et fatiguées, et équilibre l'épiderme des peaux mixtes.

L'eau florale d'hamamélis est recommandée pour les peaux sensibles sujettes aux rougeurs et apaise en douceur les peaux délicates ; également conseillée sur les peaux mixtes et grasses, qu'elle régularise, et appréciée des peaux manquant de fermeté.

L'eau florale d'immortelle ou d'hélichryse italienne est reconnue pour ses vertus régénérantes et antiradicalaires, et raffermit les peaux atones.

L'eau florale de jasmin convient à toutes les peaux et est appréciée pour son parfum.

L'eau florale de lavande convient aux peaux normales et grasses. Purifiante, apaisante, elle tonifie l'épiderme et permet la cicatrisation ; idéale sur la peau des messieurs après le rasage (cicatrisante, antiseptique).

L'eau florale de mélilot est adoucissante et apaisante. Elle est conseillée pour les peaux sèches et sensibles sujettes aux rougeurs, y compris des paupières et des yeux.

L'eau florale de mélisse est parfaite pour tous types de peaux. Adoucissante, elle apaise les peaux sensibles.

L'eau florale de menthe est utilisée pour ses propriétés rafraîchissantes, stimulantes et tonifiantes ; elle vivifie et purifie les peaux grasses en particulier.

L'eau de fleur d'oranger, qui possède un délicieux parfum, est réputée pour ses propriétés hydratantes, rafraîchissantes et calmantes. Elle détend, assouplie et adoucie la peau, et prévient en outre l'apparition des taches brunes.

L'eau florale de romarin est conseillée pour les peaux grasses. Aux vertus régulatrices et rééquilibrantes, elle purifie et assainit la peau.

L'eau florale de rose est considérée comme un véritable trésor de beauté. Elle tonifie, rafraîchit, hydrate et apaise la peau. Adoucissante, elle convient très bien aux peaux sèches et sensibles. Purifiante et astringente, elle est très appréciée des peaux grasses. Dotée de propriétés antirides et raffermissantes, elle est recommandée pour ses propriétés tonifiantes.

L'eau florale de sauge est conseillée pour les peaux sujettes aux imperfections, qu'elle purifie et rééquilibre.

L'eau florale de thym est conseillée pour les peaux mixtes. Elle purifie la peau et normalise l'excès de sébum tout en hydratant et adoucissant le reste de l'épiderme.

L'eau florale de tilleul convient à tous types de peaux, et en particulier aux peaux sensibles sujettes aux rougeurs. Très douce, elle apaisante et apporte souplesse et détente. Éclaircissante, elle redonne de l'éclat aux teints ternes.

L'eau florale de verveine est adoucissante et émolliente ; elle tonifie la peau et permet la cicatrisation.

Pour préparer soi-même des infusions ou eaux florales : faites bouillir dans un quart de litre d'eau minérale une poignée de fleurs, de plantes fraîches ou de plantes sèches choisies en fonction de votre type de peau. Hors du feu, laissez infuser environ quinze minutes puis filtrez. Versez votre lotion dans une bouteille en verre teinté. Conservez environ une semaine au réfrigérateur. Effet rafraîchissant garanti !

Choisissez votre eau florale selon votre type de peau :

Peau grasse : lavande, romarin, sauge, thym, menthe, rose, hamamélis
Ces plantes ont des vertus régulatrices, rééquilibrantes, purifiantes et assainissantes.

Peau normale : rose, fleur d'oranger, tilleul, guimauve, souci, sureau, hamamélis, mélisse
Choisissez la plante que vous préférez ou selon le parfum qu'elle dégage.

Peau sèche : lys blanc, camomille, basilic, rose, souci, fleur d'oranger, guimauve, mauve, tilleul
Ces plantes apporteront à votre peau douceur et souplesse.

Peau sensible : verveine, mauve, millepertuis, camomille, mélilot, fleur d'oranger, tilleul, guimauve
Ces plantes aux vertus calmantes et adoucissantes apaiseront en douceur votre peau sensible et délicate.

Peau mixte : lavande, fleur d'oranger, rose, cerfeuil, sauge, thym, hamamélis, menthe, romarin
Ces plantes normaliseront l'excès de sébum (sur le front, le nez et le menton) tout en hydratant le reste de votre épiderme.

Peau mature : rose, hamamélis, bleuet, cyprès, souci, millepertuis
Ces plantes aux propriétés raffermissantes sont idéales pour les peaux manquant de fermeté.

L'aromathérapie, un concentré d'énergie vitale

En six mille ans, on n'a rien trouvé de mieux pour soigner, parfumer, embellir, détendre, stimuler, équilibrer…

À cause peut-être de son préfixe « aroma », une perception courante veut que l'aromathérapie se résume à diffuser d'agréables odeurs juste pour le plaisir. Or, le terme « thérapie » indique bien qu'il s'agit d'une approche de soin, assez complexe d'ailleurs, autant préventive que curative, dont les essences aromatiques des plantes constituent la base.

Les propriétés médicinales des huiles essentielles sont nombreuses, mais on leur reconnaît notamment des pouvoirs antiseptiques, antibactériens et anti-infectieux remarquables. Elles sont également particulièrement appréciées et efficaces pour se relaxer, chasser le stress, libérer les tensions, tonifier, stimuler, revigorer…

Connues et utilisées depuis l'Antiquité pour leurs parfums, leurs vertus cosmétiques et leurs propriétés thérapeutiques, les huiles essentielles sont des principes aromatiques obtenus par distillation à la vapeur d'eau ou par expression (comme les agrumes). Cet élixir est si précieux, si fragile et si puissant qu'il doit être extrait de la plante avec beaucoup de précaution pour en conserver tous les bienfaits. Il représente l'entité vitale, l'« âme précieuse » de la plante, sa « quintessence ». « Soustraire d'une vapeur rebelle quelques larmes dont on recueillera le précieux du cœur est toujours une opération délicate », précise Nelly Grosjean, aromathérapeute.

Effluves, odeurs, parfums, fragrances… véritable concentré d'énergie vitale, ces mélanges de substances volatiles et odoriférantes présentes à l'état naturel, en faible quantité dans le végétal (fleurs, feuilles, fruits, baies, écorces, graines ou racines), agissent à la fois sur le physique et le psychisme de chaque individu. Leurs molécules, extrêmement fines, ont la capacité de se diffuser immédiatement et profondément dans l'organisme selon deux modes opératoires :

– le mode olfactif, en transmettant une sensation au système neurovégétatif,

– la pénétration cutanée via le flux sanguin, particulièrement appréciée en cosmétique.

Les arômes végétaux agissent subtilement sur notre organisme de plusieurs manières :
– directement sur notre épiderme, en favorisant, par activation de la microcirculation, la nutrition des tissus, la régénérescence cellulaire et l'élimination des déchets et toxines du métabolisme,
– sur notre équilibre nerveux et notre énergie générale selon les huiles essentielles utilisées : relaxantes, tonifiantes ou équilibrantes,
– sur notre équilibre émotionnel, par l'odorat, qui interfère sur les parties les plus intimes de notre cerveau. C'est la clé de l'étonnant pouvoir qu'exercent sur nous les molécules odoriférantes des huiles essentielles et permet ainsi de réduire notre état de stress.

Les huiles essentielles utilisées dans les cosmétiques naturels et bio aux concentrations autorisées, hormis le fait qu'elles assurent la fonction de conservation des produits, de « signature » olfactive et d'agent actif, ont également un effet bien-être qui offre une nouvelle dimension à l'approche cosmétique.

C'est à René-Maurice Gattefossé, chimiste et passionné d'huiles essentielles, que l'on doit la naissance du mot « aromathérapie » dans les années 1920. Il fut le premier à étudier scientifiquement leurs propriétés et préconisa leur utilisation en cosmétologie. Après s'être brûlé lui-même dans son laboratoire, il décida de jouer le rôle de cobaye et plongea sa main dans un flacon d'huile essentielle de lavande. Sa cicatrisation fut bien plus rapide qu'avec les traitements disponibles sur le marché à l'époque.

Ensuite, le Dr Valnet, chirurgien militaire, porta à la connaissance du grand public l'efficacité des huiles essentielles par la publication d'ouvrages et contribua à prouver qu'elles avaient leur place dans notre société de surconsommation de médicaments.

Enfin, Pierre Franchomme introduisit une notion capitale au point de vue tant de la toxicité que de l'efficacité de ces substances : le chémotype ou chimiotype, qui permet de définir la composition chimique active sur un certain nombre de pathologies cliniquement étudiées.

La quintessence de la plante

Contrairement à ce que leur dénomination pourrait laisser penser, les huiles essentielles se présentent sous la forme d'une substance liquide volatile et non huileuse. Leur composition chimique d'une grande complexité les rend inimitables, chacune d'entre elles regroupant plusieurs substances aromatiques très élaborées et très différentes qui lui confèrent des vertus et propriétés spécifiques.

Une huile essentielle pure et naturelle contenant le totum de la partie aromatique de la plante peut contenir de 10 à 250 composants, ce qui explique la polyvalence d'action de la plupart d'entre elles.

Les essences végétales de plantes sont naturellement actives. À l'encontre des produits de synthèse, elles présentent des garanties d'efficacité indiscutables en matière d'hygiène, de beauté et de santé. Si quelques-unes d'entre elles ont pu être synthétisées au moyen de procédés industriels complexes, leur composition très simplifiée est loin d'égaler celle des huiles essentielles naturelles dans leur parfum comme dans leurs effets.

Il faut beaucoup de travail pour produire une quantité d'huile essentielle pure et variable pour une même plante selon son origine et sa maturité lors de la récolte.

À titre d'exemple, pour obtenir 1 litre d'huile essentielle, il faut :

- **100 kilos de lavande fraîche**
- **7 tonnes de mélisse**
- **1 tonne de fleurs d'oranger pour le néroli.**

Ce faible rendement explique le prix élevé de certaines huiles essentielles et la tentation de les falsifier en les mélangeant avec d'autres molécules, d'autres huiles essentielles ou des molécules de synthèse (essences, produits extraits d'huiles essentielles dénaturées ou reconstituées).

L'aromathérapie esthétique, méthode de soin par les arômes des huiles essentielles, est une alliée précieuse pour conforter la beauté au naturel lorsque celle-ci est le signe d'une belle santé. Les huiles essentielles sont l'une des rares substances à pouvoir traverser et pénétrer toutes les couches de la peau jusqu'au derme pour arriver dans la circulation sanguine et lymphatique. Mais ce sont pratiquement les seules exceptions, avec certaines vitamines contenues dans les huiles végétales : A, E et B6. Avec les huiles essentielles, on peut réellement parler de nutrition, de régénération, de stimulation, de dynamisation des tissus et d'action en profondeur : apaisant les épidermes délicats et irrités (achillée millefeuille, camomilles allemande et romaine, hélichryse...), cicatrisant (lavande, mandarine), soignant et assainissant le terrain des imperfections, rééquilibrant les peaux grasses (tea tree, bois de santal alba, cèdre de l'Atlas, citron, niaouli, palmarosa, pamplemousse), luttant contre les rides et la couperose (rose, ciste ladanifère, carotte, cyprès bleu, immortelle), contre les pellicules ou la chute de cheveux (romarin, sauge, ylang-ylang), désinfiltrant les tissus et drainant les rondeurs (bois de santal alba, cèdre de l'Atlas, citron, eucalyptus radié, lemongrass), soulageant les muscles et les articulations (galbanum, marjolaine à coquilles, ravensare)... Ce sont de réelles sources de bienfaits et de très précieux ingrédients de beauté dans les soins naturels.

Certaines conviennent à tous types de peau : rose, benjoin, bois de rose, géranium bourbon, géranium rosat, néroli, orange douce, patchouli, petit grain, ylang-ylang ...

Comment profiter des bienfaits des huiles essentielles ?

Optez pour des produits prêts à l'emploi proposés par les nombreux fabricants de cosmétiques naturels et bio qui maîtrisent parfaitement leur utilisation depuis de nombreuses années : crèmes, bains, onguents, baumes, lotions...

On peut également préparer soi-même de véritables soins de beauté avec les huiles essentielles. Mais attention, elles sont surpuissantes. À de rares exceptions près (lavande, tea tree, ravensare), on doit toujours les diluer avec un support, en général une huile végétale neutre (d'amande douce, d'olive, de germe de blé, d'avocat, de sésame, de jojoba) ou une base neutre.

L'application cutanée, après dilution dans une base ou une huile végétale met à profit la pénétrabilité des huiles essentielles, permettant à celles-ci de soigner l'épiderme en profondeur.

Comment les utiliser ?

Respectez toujours une proportion maximale de dilution de 1,5 % pour le visage et de 2 à 3 % pour le corps.

Repère :
Pour doser les huiles essentielles :
- **30 gouttes d'huiles essentielles = 1 ml**
- **en application locale, appliquer 2 à 5 gouttes diluées,**
- **en application générale, 30 gouttes pour le bain et 20 pour le massage**

Par massage et friction : c'est la voie idéale d'utilisation des huiles essentielles, qui agiront au niveau local mais également de manière plus profonde dans l'organisme, les principes actifs traversant facilement la peau et les muqueuses, tout en stimulant l'odorat. Diluez la proportion indiquée d'huile essentielle dans une huile végétale neutre (huile aromatique) et massez lentement en faisant bien pénétrer le mélange, ou appliquez seulement sur les points de plexus, le long de la colonne vertébrale.

En onction : sur le pli du poignet, derrière les oreilles.

En bain : les huiles essentielles ne sont pas solubles dans l'eau, il faut donc toujours les diluer dans une base végétale neutre. Versez ce mélange dilué dans l'eau de votre bain et restez-y vingt minutes maximum.

En diffusion : versez quelques gouttes d'huiles essentielles dans un diffuseur et laissez diffuser environ vingt minutes.

En inhalation ou en sauna facial : versez quelques gouttes d'huiles essentielles dans 1 litre d'eau bouillante ; couvrez-vous la tête avec une serviette éponge et respirez pendant dix minutes. La chaleur, l'humidité et l'action des huiles essentielles vont agir en synergie sur la peau, pour traiter l'acné notamment ou la sécheresse cutanée.

En masque : appliquez avec de l'argile verte, laissez sécher, lavez, puis étalez une crème nourrissante.

En shampooing : versez quelques gouttes dans un shampooing de qualité bio.

Attention, les huiles essentielles sont très puissantes :
respectez scrupuleusement les conseils des fabricants et écoutez les conseils de professionnels (pharmaciens, aromathérapeutes…).

Où les trouver ?

Vous pourrez les trouver dans des magasins bio, des herboristeries, pharmacies et parapharmacies.

Bien les choisir

Sélectionner des produits authentiques, garantis « 100 % purs et naturels » ou, mieux, labellisés et certifiés AB, ce qui constitue la garantie absolue en matière de qualité, de transparence et d'équitabilité pour les producteurs. Recherchez le label HEBBD (huile essentielle botaniquement et biochimiquement définie).

Si le terme « huile essentielle » désigne un produit naturel extrait à la vapeur d'eau, le terme « essence » prête à confusion. En effet, on trouve

dans certaines boutiques de l'essence de rose et de l'essence de néroli à des prix défiant toute concurrence, mais attention, il s'agit d'ersatz ! Cela sent comme la rose, mais il n'y a pas une goutte d'huile essentielle de rose dans ces composés formés d'un savant mélange de molécules de synthèse, d'hémisynthèse ou d'huiles essentielles bon marché.

Bien les conserver

Gardez-les entre deux et cinq ans dans des flacons soigneusement bouchés, à l'abri de l'air, de la lumière et des variations de température.

Précautions d'emploi

Les huiles essentielles sont des produits naturels très concentrés (absorption rapide et action en profondeur). Il faut donc les utiliser avec précaution, pratiquement jamais pures, respecter scrupuleusement les dosages indiqués (à une goutte près) et s'informer des contre-indications et effets indésirables éventuels.

Les tenir hors de portée des enfants, proscrire leur utilisation pour les enfants de moins de 3 ans, les femmes enceintes, être vigilant en cas d'allergie, de maladies nerveuses, et éviter tout contact direct avec les yeux (en cas de contact rincer l'œil avec de l'huile végétale).

Les huiles essentielles d'agrumes (bergamote, citron, mandarine, orange et pamplemousse) sont photosensibilisantes : il convient de ne pas s'exposer au soleil dans les heures qui suivent leur application ou leur ingestion sous peine de voir apparaître des taches foncées indélébiles.

Pour éviter toute allergie, faites un test sur le poignet ou à l'intérieur du coude avec une goutte d'huile essentielle diluée dans un peu d'huile végétale neutre ; patientez une journée afin de voir la réaction.

Fabriquer ses propres cosmétiques, un jeu d'enfants

Vous savez préparer une vinaigrette ou faire fondre quelques carrés de chocolat au bain-marie ? Alors nul besoin d'être Paul Bocuse pour préparer et réussir vos cosmétiques. Inutile non plus d'être riche et oisif, puisqu'il suffit de disposer de quelques ingrédients simples et d'un peu de temps, moins de temps qu'il n'en faut pour faire une béchamel…

À entendre les spécialistes qui ont déjà derrière eux quelques années de pratique, fabriquer ses propres produits de beauté est un jeu d'enfants. Et, plus qu'une mode, c'est un nouvel art de vivre : rien n'égale le plaisir de s'appliquer sur la peau des produits frais, personnalisés, concoctés avec délicatesse dans des versions un peu plus sophistiquées que les rondelles de concombre.

Les bases d'une bonne pratique ? Savoir choisir les ingrédients en fonction de son type de peau (huiles végétales comme l'onagre, la bourrache ou le rosier muscat), puis une huile essentielle bien adaptée. Disposer de quelques ingrédients polyvalents comme du gel d'aloé vera, de l'argile, une eau florale. Le reste, on l'a dans sa cuisine : œuf, yaourt, farine, levure de bière fraîche, sèche ou en paillette, germe de blé, miel (indispensable !), huile de cuisine (tournesol, colza, sésame, noisette…), de première pression à froid et bio, bien sûr, fruits de saison, plantes et fleurs du jardin (souci, lavande, camomille…). Et travailler proprement. Rien de sophistiqué, à peu près comme si l'on préparait un biberon.

En France, de très bons professionnel(le)s et ouvrages initient le public à la fabrication de cosmétiques bio et naturels. On y apprend, dans une ambiance conviviale, à fabriquer ses propres produits de beauté, à mieux connaître des matières premières qui sont aujourd'hui facilement disponibles et devant lesquelles les femmes sont souvent perdues : quelle huile essentielle choisir parmi toutes celles que l'on propose ? Idem pour les huiles végétales, les cires et beurres, les eaux florales…

Autre motivation : cette pratique crée des liens, les femmes se transmettent leurs recettes, le phénomène blog s'en empare, notamment avec les Canadiennes, lesquelles ont moins perdu ce savoir-faire qu'en France.

La recette du cérat de Galien, 100 % naturelle et anti-âge

Un des premiers produits de beauté dont nous avons gardé la trace est la Cold Cream, inventée par le physicien grec Galien au IIe siècle avant Jésus-Christ. C'est d'ailleurs au même Galien qu'il faut remonter pour retrouver la source du mot « galénique », utilisé par les pharmaciens et herboristes. Sa recette se composait d'huile d'olive, de cire d'abeille et d'eau de rose. Cette crème s'est transmise jusqu'à notre époque, où elle a été adoptée par de grandes marques de l'industrie cosmétique, avec une différence importante : ces dernières ont remplacé les nobles ingrédients de base par des produits tels que l'huile de paraffine, des cires et parfums synthétiques, issus de l'industrie pétrochimique et parfois vendus fort cher.

Cette cultissime recette du cérat de Galien, intemporelle et immuable qui perdure au delà des modes, peut encore être réalisée facilement. La voici remise au goût du jour par **Sophie Macheteau**[2], créatrice de la société Bionessence et coauteure du livre 90 Recettes de beauté bio à faire soi-même.

Conserver son capital jeunesse

26 grammes d'eau florale de rose
17 grammes d'huile végétale de rose musquée du Chili
7 grammes de cire (abeille, mimosa ou carnauba)
15 gouttes d'huile essentielle de ciste
15 gouttes d'huile essentielle de bois de Hô
2 gouttes de vitamine E d'origine végétale (pour la conservation)

En version peau sensible

26 grammes d'eau florale de camomille romaine
17 grammes d'huile végétale de camélia bio
7 grammes de cire
15 gouttes de teinture végétale de calendula
15 gouttes d'huile essentielle de camomille romaine
Dilution à 2 %
2 gouttes de vitamine E

[2] Sophie Macheteau et Vanina Guet, *90 Recettes de beauté bio à faire soi-même*, Éd. Vigot, 2007

Après avoir pesé tous les ingrédients, mettez l'huile végétale (dans laquelle vous aurez au préalable incorporé la vitamine E) et la cire dans un bol ou mortier et faites chauffer à feu doux au bain-marie.
Ôtez du feu dès que la cire est fondue. Incorporez progressivement l'eau florale par petits filets en dessinant des 8 au fond du bol.

Gommage éclat du teint

Voici la recette préférée de **Sylvie Hampikian**[3], auteure du livre Créez vos cosmétiques bio : « Je la trouve magique, dit-elle. De la poudre d'amande, que l'on met soit dans une crème de jour, soit dans du yaourt ou de l'huile, selon l'humeur. Jamais aucun produit du commerce ne m'a donné de tels résultats ! La peau est lisse, nettoyée, stimulée et hydratée. »

Mélangez deux cuillerées à soupe de yaourt brassé nature, deux cuillerées à soupe de poudre d'amande, deux cuillerées à café de miel, deux gouttes d'huile essentielle adaptée à votre peau (facultatif). Appliquez le mélange sur le visage et laissez poser environ dix minutes (facultatif). Effectuez des massages circulaires, en insistant sur les zones grasses, le cas échéant. Rincez bien. Ce soin adoucit, satine et purifie la peau. Il éclaircit et ravive le teint.

Astuce : s'il vous reste un peu de cette préparation, conservez-la au congélateur jusqu'à la prochaine fois…

Autre recette toute simple : une petite noisette de gel d'aloé vera dans le creux de la main, avec autant d'huile de rosier muscat. En mélangeant, on obtient un gel onctueux. En ajoutant une petite goutte d'huile essentielle de lavande, on a un soin visage très efficace.

Les huiles végétales pour la beauté : une belle harmonie avec la peau

Produites par des organismes vivants (graines, fruits, racines) sous l'action de la chaleur et de la lumière, les huiles et graisses végétales ont d'excellentes propriétés cosmétiques. Elles constituent, seules ou en syner-

[3] Sylvie Hampikian, *Créez vos cosmétiques bio,* ÉD. TERRE VIVANTE, 2007

gie avec des plantes, des eaux florales ou des huiles essentielles, un arsenal de beauté sain, naturel, efficace et très agréable à utiliser.

Bien tolérées par la peau, les huiles végétales de qualité (c'est-à-dire de première pression à froid et issues de l'agriculture biologique ou sauvage) pénètrent bien l'épiderme, le protègent en reconstituant le film lipidique, lui redonnent finesse, éclat et souplesse. Elles sont nourrissantes (acides gras insaturés et acides gras essentiels), protectrices et adoucissantes, émollientes, non hydratantes puisqu'elles ne contiennent pas d'eau mais antidéshydratantes, réparatrices et traitantes (vitamines A et E, phytostérols, squalènes, qui ont des propriétés stimulantes, calmantes et cicatrisantes) ; elles stimulent la synthèse du collagène et de l'élastine et améliorent la tonicité et l'élasticité de la peau. Complémentaires les unes des autres, ces huiles végétales naturelles sont de précieuses auxiliaires d'une cosmétique authentique et efficace qui peuvent avantageusement remplacer des crèmes plus onéreuses.

Les huiles de beauté conviennent aussi bien aux soins du visage ou du corps qu'aux soins des cheveux et des ongles. On les applique de préférence le soir, en massant doucement pour favoriser leur pénétration ; pour obtenir de meilleurs résultats, on renouvelle régulièrement l'application pendant quelques semaines. Certaines possèdent des propriétés spécifiques aux soins du visage comme les huiles de jojoba, de rose musquée, d'onagre, de bourrache, d'avocat, d'argan, de calophylle inophyle, de macadamia… D'autres sont adaptées aux soins après-soleil : huiles d'avocat, de germe de blé, de rose musquée, de lys, d'onagre, de jojoba, beurre de karité. Ou encore aux soins des bébés : l'huile d'amande douce, de rose musquée, de jojoba, d'olive et de sésame conviennent parfaitement aux tout-petits.

Comment les utiliser ?

En guise de lait démaquillant, même pour les yeux : passez sur le visage un coton ou une éponge imbibée d'huile.

Comme crème de jour ou de nuit : si vous avez la peau sèche ou fatiguée, une cure d'huile redonnera un coup de fouet à votre peau. À faire trois semaines de suite à chaque changement de saison. Choisissez de préférence des huiles pénétrant parfaitement l'épiderme : huile de rose musquée, d'argan, d'onagre ou de jojoba. Vous pouvez aussi leur incorporer des huiles essentielles pour encore plus d'efficacité.

En massage du corps : après le bain ou la douche additionnés d'huiles essentielles ou de plantes, elles font la peau douce et satinée, et tour à tour détendent, tonifient et confèrent un bien-être mental et physique.

Comme produit de beauté de la chevelure : excellent pour les cheveux ternes, secs, abîmés par les nombreux traitements (permanentes, teintures…), le soleil et les bains de mer ; les enduire d'huile le soir au coucher en procédant à un léger massage du cuir chevelu et conserver toute la nuit. C'est le secret de la beauté des cheveux des Tahitiennes (huile de coco), des Chinoises (sésame), des Indiennes, des Africaines, qui fait les cheveux doux, brillants, faciles à coiffer et vigoureux. Pour les soins capillaires, l'huile de jojoba s'adapte également à tout type de cheveux car sa composition est très proche de celle du sébum. Les huiles de sésame, d'olive, de ricin, de macadamia et d'avocat ainsi que les beurres de cacao et de karité sont eux aussi bénéfiques.

Les huiles végétales s'avèrent d'un grand secours dans de nombreux soins spécifiques : mains sèches, gercées, vergetures, brûlures, rides, problèmes dus au soleil, ongles cassants, seins abîmés, toilette des nourrissons…
En ajoutant à cette huile de base des huiles essentielles ou en y faisant macérer des plantes fraîches aromatiques, on peut ainsi obtenir un produit de beauté dynamisé, efficace, naturel, agréablement parfumé et peu onéreux[4].

Où les acheter ?

Vous les trouverez dans les magasins bio, pharmacies et parapharmacies, et certaines dans les rayons beauté des grandes surfaces.

Comment les choisir ?

Optez pour les « naturelles et bio » de préférence et extraites de première pression à froid.

[4] Chantal Clergeaud, *Votre beauté au natuel,* ÉD. DANGLES, 2002

Comment les conserver ?

Gardez-les à l'abri de la lumière, de l'humidité et de toute source de chaleur.

Amande douce, peaux irritées et sèches : elle était déjà appréciée au Ier siècle de notre ère pour son action apaisante et adoucissante sur les peaux irritées ou sèches. On l'utilise aussi pour les gerçures des mains ou des seins ainsi que pour les irritations des muqueuses, notamment pour les tous petits enfants. Assouplissante, émolliente et fortifiante, elle active la guérison des dermatoses, des brûlures superficielles et des inflammations.

Argan, réparatrice : exceptionnellement riche en acides gras essentiels, en insaponifiables, en vitamine E et en stérols, l'huile d'argan possède des vertus puissamment régénératrices, nutritives, cicatrisantes et prévient le vieillissement. Adoucissante et protectrice, elle nourrit, assouplit et revitalise l'épiderme des peaux sèches et fragiles. Elle est aussi recommandée pour ses qualités réparatrices des traces d'acné, de varicelle ou de brûlures. Traditionnellement, on l'utilise pour les massages des articulations douloureuses, ainsi que pour les soins des ongles cassants et des cheveux secs.

Avocat, antirides, contour des yeux et cou : excellente huile antirides, principalement recommandée pour les peaux très sèches et dévitalisées, elle peut être utilement préconisée pour le soin du visage, le contour des yeux et le cou. Assouplissante, hydratante, protectrice cutané, fortifiante, elle favorise la régénération cellulaire et redonne de l'élasticité à la peau. On la recommande également pour la prévention des vergetures en association avec le beurre de karité, dont les insaponifiables sont remarquablement complémentaires. En soin des cheveux secs et ternes, elle fortifie la chevelure et en accélère la pousse.

Bellis, tonique, soin du buste : belle et vivace, la pâquerette fleurit à Pâques. Connu depuis la Renaissance pour ses vertus, le macérat huileux de fleurs de pâquerette est réputé pour son action sur la tonicité des vaisseaux sanguins. On en préconise l'emploi pour tonifier et raffermir le buste.

Beurre de karité, revitalisant, protection des peaux très sèches : il est dans son pays d'origine, l'Afrique sahélienne, une véritable providence : produit de beauté à usage multiple (cheveux, corps, visage, mains, massages), celui-ci est utilisé depuis des siècles dans l'alimentation comme beurre ; il permet également de s'éclairer et de se soigner (qualités désinfectantes et cicatrisantes). Ses propriétés cosmétiques sont très nombreuses : adoucissant, anti-inflammatoire, apaisant, hydratant, cicatrisant, désinfectant, nourrissant, protecteur, régénérant. Le beurre de karité est particulièrement recommandé pour le soin des peaux très sèches et sensibles. Idéal comme réparateur après-soleil, il est aussi préconisé pour les lèvres sèches, les mains gercées, les pointes fourchues des cheveux, ou tout simplement pour retrouver une peau souple et douce à raison d'une noisette dans l'eau du bain.

Bourrache, revitalisante, anti-vieillissement : elle apporte une « nouvelle jeunesse » aux peaux sèches, délicates et fatiguées. En favorisant la restauration de l'élasticité et de la douceur de la peau, cette huile a une action revitalisante et antirides, et elle est indéniablement un facteur de mieux-être en usage interne. Les préconisations sont les mêmes que celles pour l'huile d'onagre, bien que sa concentration en acides gras essentiels soit quasiment double. Elle lutte également contre les ongles cassants et les cheveux secs et fragiles.

Calendula, protectrice, peaux sensibles : la macération des fleurs de souci des jardins, plante très prisée en homéopathie, donne un extrait huileux que l'on recommande traditionnellement pour les peaux sensibles, rugueuses, gercées ou couperosées. C'est un excellent après-soleil naturel qui atténue l'effet des brûlures. Elle est antiseptique, cicatrisante, reconstituante et anti-inflammatoire. En association avec la teinture mère de calendula, on dit qu'elle est coricide et qu'elle favorise la disparition des verrues.

Calophylle inophyle, apaisante : recommandée localement dans les soins de beauté pour ses vertus apaisantes, en traitement des peaux sensibles, de la couperose, de l'acné, de l'eczéma et des vergetures, cette huile fait merveille pour toutes les peaux sèches, dévitalisées et déshydratées, et en particulier sur le visage, comme huile régénérante et en prévention des rides.

Camélia, soins des cheveux : nourrissante et adoucissante, au parfum délicat, cette huile précieuse réputée pour les soins du visage, du cou et des mains, très appréciée des femmes japonaises, qui l'utilisent depuis des siècles, est également renommée pour la brillance et la vitalité qu'elle confère à la chevelure.

Carotte, assouplissante, activateur de bronzage : très riche en vitamine A, l'huile de carotte est recommandée en après-soleil, notamment pour assouplir la peau et favoriser la régénérescence de l'épiderme, mais elle peut également favoriser le bronzage.

Chanvre, réparatrice, protectrice : très riche en acides gras essentiels (75 %) et en acide gamma-linolénique (2,7 % en moyenne) ; son taux de pénétration exceptionnel en fait une huile au toucher sec et agréable. On la recommande plus particulièrement pour faciliter la réhydratation, la régénération et la souplesse de tous les types de peaux. Elle est bien entendu exempte de substances psychotropes.

Coco, brillance des cheveux : elle est idéale pour hydrater et assouplir les zones les plus sèches et sensibles du corps. Appliquée en petite dose, elle apportera de la brillance aux cheveux. Elle est solide à température ambiante et il faut la laisser fondre en plaçant le flacon dans de l'eau chaude.

Figue de Barbarie, antirides, réparatrice : une huile rare et précieuse réputée très efficace contre les rides et ridules. Souveraine contre les cicatrices, elle a un effet apaisant en usage après-soleil. D'odeur un peu crue, elle peut être appliquée seule ou en mélange avec de l'huile d'argan ou d'amande, et éventuellement parfumée avec une huile essentielle.

Germe de blé, nourrissante, peaux sèches et gercées : revitalisante et adoucissante, elle est réputée pour sa richesse en vitamine A et surtout en vitamine E, puissant antioxydant naturel. En application externe, elle est recommandée pour les peaux sèches, gercées et fatiguées, les cheveux secs et cassants. Additionnée de quelques gouttes de jus de citron, elle fortifie les ongles. Tout comme l'huile de noisette, on l'utilisera avec profit dans l'eau du bain pour adoucir et satiner la peau.

Jojoba, antidéshydratante et antirides : calmante et assouplissante, cette « cire végétale » est remarquablement compatible avec l'épiderme car elle a la propriété, unique dans le monde végétal, d'avoir des caractéristiques proches de celles du sébum humain. Sa richesse en insaponifiables lui confère d'incontestables propriétés protectrices, régénératrices et anti-vieillissement. Son action sur les cheveux est double : elle rééquilibre les cheveux gras en normalisant leur production de sébum et redonne vitalité aux cheveux secs et cassants.

Lys, soins des mains : cette huile est appréciée pour ses vertus apaisantes et adoucissantes (soins des mains, gerçures, crevasses, verrues…). On attribue son efficacité à la présence naturelle d'acide borique contenu dans ses fleurs et dans son bulbe. On dit qu'elle évite l'apparition des taches brunes sur la peau et atténue les taches de rousseur.

Macadamia, stimulante, protectrice : riche en vitamines A et E, en acide palmitoléique (20 à 23 %) protecteur des cellules, dont la composition rappelle celle du sébum et qui convient parfaitement aux peaux fragiles, elle est nourrissante, assouplissante, hydratante, apaisante et adoucissante ; elle s'utilise pour traiter les vergetures, les gerçures et les cicatrices et nourrit également les cheveux. Son toucher sec (pénétration immédiate) la fait recommander comme huile de massage et comme support d'huiles essentielles.

Millepertuis, apaisante, après-soleil : cette huile, aussi appelée huile de Saint-Jean, est appréciée depuis l'Antiquité pour ses vertus apaisantes et pour son action sur les peaux sensibles, les coups de soleil et les brûlures.

Monoï, satinante : elle est reconnue pour ses propriétés nourrissantes et hydratantes. Elle satine la peau et la protège ; elle s'utilise également sur les cheveux.

Nigelle, vivifiante, purifiante : on la recommande pour estomper l'acné, réduire les mycoses, soulager les contractures ou tonifier le cheveu. Fortement aromatique, l'huile de nigelle peut être mélangée à de l'huile de noisette ou de sésame.

Noisette, adoucissante, massages : sa composition est proche de celle de l'huile d'amande douce ; elle contient également beaucoup d'acides gras insaturés, mais son pouvoir de pénétration de la peau est supérieur et ne laisse pas de sensation grasse. Même si on la recommande parfois pour limiter la production de sébum des peaux grasses, elle est principalement indiquée pour les peaux sèches et sensibles, ainsi que pour les soins des cheveux. On peut aisément l'utiliser en mélange avec des huiles essentielles, des huiles de bain ou de massage.

Noyau d'abricot, revivifiante, peaux grasses et mixtes : très pénétrante et riche en vitamines, c'est l'alliée des peaux fatiguées, ternes, flétries. Elle est tonifiante, nourrissante et adoucissante, hydratante ; elle revitalise et repose la peau. Elle est depuis des siècles prisée des Hunzas du Pakistan, aussi bien dans les soins dans la cuisine que dans l'hygiène, comme huile de soin protectrice et antirides.

Onagre, antirides, peaux délicates : huile régénératrice par excellence, elle est particulièrement indiquée pour les peaux dévitalisées, ridées ou fatiguées car elle restaure la souplesse de l'épiderme, augmente la tolérance aux UV tout en favorisant une meilleure circulation superficielle.

Périlla, anti-âge, revitalisante : cette huile a surtout retenu l'attention pour ses exceptionnelles vertus anti-allergisantes sans doute dues à sa richesse en oméga-3 (45 à 65 % selon les récoltes). Son usage en cosmétique, plus récent, est aujourd'hui très en vogue au Japon pour les soins du corps et du visage en raison de ses vertus réparatrices et apaisantes.

Ricin, soin des cils, ongles : traditionnellement recommandée en usage externe pour fortifier les cheveux secs, dévitalisés, cassants, ainsi que les ongles et les cils, dont elle favorise la croissance. Son nom anglais (castor oil) prête parfois à confusion.

Rosier muscat, régénératrice des peaux abîmées : on retire l'huile de rosier muscat des graines d'une rose sauvage du Chili, appelée Rosa mosqueta (Rosa aff. Rubiginosa). Plusieurs études cliniques ont montré que cette huile nourrissante et extrêmement riche en acides gras essentiels peut être utilisée avec succès pour régénérer l'épithélium (résorption des cicatrices, réparation après-soleil), maintenir la texture de la peau (vergetures) et atténuer les taches ; elle constitue en outre un excellent antirides. Vivement recommandée pour les peaux très sèches, cette huile est déconseillée pour les peaux à tendance acnéique.

Sésame, adoucissante : elle est très riche en acides gras essentiels. Restructurante, elle adoucie et prévient le dessèchement de la peau. Elle a également l'effet d'un écran solaire car elle absorbe les rayons UV.

Sisymbre, embellisseur du teint : on raconte que les Romaines et les Athéniennes recherchaient cette huile pour obtenir une peau soyeuse et sans défauts. Très riche en vitamine F, l'huile de sisymbre est reconnue pour ses vertus antirides. En Inde également, le Sisymbrium officinalis est réputé pour embellir le teint et on utilise ses graines dans des masques de beauté.

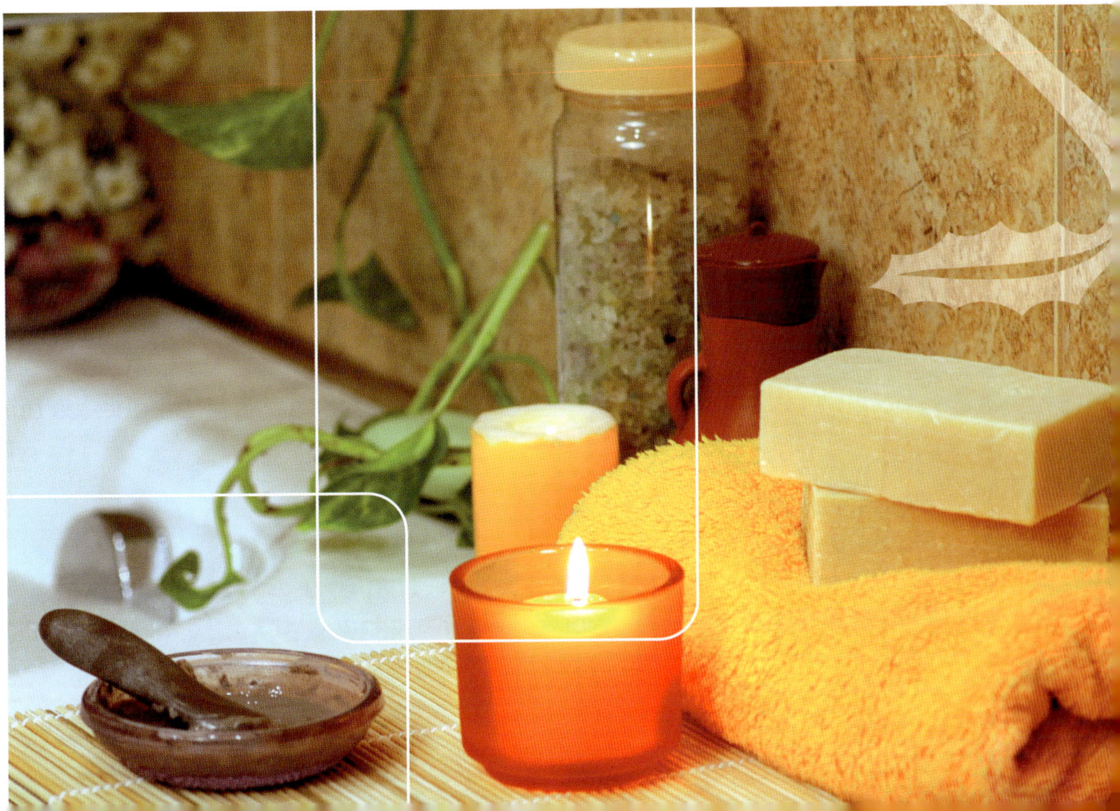

Pour aller plus vite

Activateur de bronzage : carotte, monoï
Adoucissante : amande douce, bourrache, lys, noisette
Anti-âge : bourrache, périlla, rosier muscat
Anti-taches : lys, rosier muscat
Antirides : avocat, figue de Barbarie, onage
Apaisante : amande douce, figue de Barbarie, jojoba, millepertuis
Après-soleil : calendula, figue de Barbarie, millepertuis, rosier muscat, karité
Assouplissante : carotte, chanvre, jojoba, macadamia
Cheveux : argan, camélia, noisette, ricin, monoï
Massages : argan, arnica, macadamia, noisette
Nourrissante : avocat, germe de blé, rosier muscat, karité, monoï
Peaux abîmées : rosier muscat, karité
Peaux délicates : calendula, jojoba, abricot, onagre
Peaux grasses : nigelle
Peaux irritées : amande douce, germe de blé, lys, karité
Peaux normales et mixtes : chanvre, jojoba, abricot, sisymbre
Peaux sèches : amande douce, argan, germe de blé, karité
Peaux très sèches : avocat, bourrache, périlla, rosier muscat, karité
Protectrice : argan, calendula, chanvre, monoï
Purifiante : nigelle
Réparatrice : argan, chanvre, figue de Barbarie, rosier muscat, karité, monoï
Revitalisante : bourrache, carotte, germe de blé, nigelle, abricot, onagre, périlla, karité
Soins du buste : bellis
Soins du corps : argan, arnica, macadamia, karité, monoï
Soins des lèvres : karité
Soins des mains : camélia, lys, karité
Soins des ongles : ricin
Tonifiante : arnica, bellis, camélia, macadamia, ricin
Toucher sec : chanvre, jojoba, macadamia, noisette

Source : Melvita (copyright).

Une cosmétique qui demande un accompagnement

Tous les professionnels en contact avec le public l'affirment : la cosmétique naturelle et bio demande un « accompagnement » des clients. Qui d'ailleurs ont toujours une foule de questions à poser.

Le bio, c'est efficace ?

Savez-vous qu'une molécule de rose naturelle contient 400 molécules différentes avec une synergie d'activité bien supérieure à celle de son homologue extraite et synthétisée en laboratoire ? Que les cosmétiques bio peuvent contenir jusqu'à 100 % d'ingrédients actifs grâce aux propriétés combinées des huiles essentielles, des huiles végétales, des extraits végétaux naturels et des eaux florales ?

De plus, les ingrédients d'origine naturelle sont parfaitement reconnus par la peau et y pénètrent avec toute leur vitalité, sans aucune chimie pour amoindrir leur efficience. Les composants choisis et dosés agissent en parfaite harmonie et synergie, particulièrement les huiles essentielles, polyvalentes.

Enfin, depuis de nombreuses années, les travaux de laboratoire se sont appliqués à démontrer que les plantes contiennent à profusion les mêmes substances actives que les composants des cosmétiques industriels, mais à l'état naturel et dans leur contexte d'origine.

Peut-on se démaquiller le visage avec une huile végétale ?

Oui. Les huiles végétales (argan, rosier muscat, abricot...) sont directement assimilables par la peau, qui va prendre les nutriments dont elle a besoin. Si la peau brille, c'est qu'il y en a trop ; on humidifie alors légèrement la solution pour faire une émulsion qui va pénétrer complètement.

Nourrissantes, protectrices et adoucissantes, émollientes, antidéshydratantes, réparatrices et traitantes, les huiles végétales stimulent la synthèse du collagène et de l'élastine et améliorent la tonicité et l'élasticité de la peau.

On peut également les utiliser en soin de jour et de nuit (intégrées à votre crème ou pure), en massage du corps, en prévention et réparation capillaires (masque) et comme base de mélange et support des huiles essentielles.

L'odeur est très forte !

Les odeurs naturelles et sans fard du bio ont un impact et un mode de diffusion différents qui peuvent surprendre au début par leur intensité, pour se dissiper rapidement puisqu'elles sont volatiles. C'est particulièrement vrai pour les huiles essentielles.

« Il faut en quelque sorte désapprendre et réapprendre de nouvelles palettes olfactives », explique Stéphane Mottay, de Canzi (boutique laboratoire bio). Les clients adorent les odeurs naturelles uniquement si on les guide, et la séduction s'opère presque à notre insu. Et ce sont souvent les plus réfractaires au début qui deviennent addict.

Dans un parfum naturel, par exemple qui ne contient pas de fixateur, toutes les notes arrivent séparément et progressivement, par paliers successifs. Le corps réagit, les poumons se gonflent et captent telle ou telle note en fonction de notre état, notre humeur. L'empreinte olfactive d'un parfum naturel va bien au-delà d'un simple élément parfumant, c'est une matière vivante à laquelle nous réagissons.

« Convertir » les clients au bio ?

Certes, les valeurs du bio sont à la mode, attirent et suscitent autant d'attirance que de questions. Même si le public nourrit une certaine affection à leur égard, faire découvrir, informer, guider les clients potentiels vers les cosmétiques bio ressemble parfois au fait de les « convertir ». Un monde absent des grands shows publicitaires et qui génère encore beaucoup d'interrogations. « Il faut savoir conseiller les gammes », précise-t-on chez El Corazon, un institut boutique de soins bio.

Par désaffection des produits conventionnels, par conviction ou par curiosité, les consommateurs sont de plus en plus sensibilisés au bio et tentés par l'aventure. Mais il ne faut pas le nier, certains freins subsistent : textures, odeurs, couleurs, présentations, modes d'application et d'action... certains produits bousculent quelque peu les repères auxquels nous ont habitués les cosmétiques stéréotypés du conventionnel. Une crème bio, par exemple, présente généralement une texture plus riche qui va décontenancer celles qui sont adeptes des fluides. Les eaux florales n'ont pas toutes des odeurs flatteuses, les baumes et onguents déconcertent au premier abord par leur densité.

L'approche des huiles essentielles est également très éloignée de tout le travail des laboratoires cosmétiques sur les parfums. « La politique de communication des grands laboratoires de cosmétologie, portée et cautionnée par la recherche scientifique, offre un côté rassurant pour la clientèle, précise Jérôme Cavelier (institut El Corazon). Dans le bio, on tient un langage différent en aidant la peau à se régénérer, sans être jusqu'au-boutiste sur l'argument anti-âge. On privilégie l'acceptation de ce facteur temps pour une beauté "vraie" en concordance avec soi, plutôt que des promesses irréalisables calquées sur les dictats des magazines. C'est une démarche différente qui implique un investissement personnel et incite à une vision globale de la beauté. Toutefois, là aussi, en raison de la concurrence des marques bio, on constate une évolution dans le positionnement des nouvelles gammes qui tend à ressembler aux arguments de la cosmétologie classique : gammes plus ciblées, déclinaison de produits... »

Alors, faut-il chercher à retrouver absolument les mêmes sensations en conventionnel qu'en bio ? Des textures blanches, crémeuses, qui s'étalent et pénètrent rapidement ? Pas obligatoirement. Ce peut être aussi une nouvelle appréhension du monde de la beauté à explorer, découvrir, apprécier en fonction de ces nouveaux critères et qui peut agréablement vous surprendre.

En bio, « *les femmes font le choix de la différence* », précise Violette Wattine, créatrice du site Internet Mademoiselle Bio.

« C'est un peu comme la différence entre un vin ordinaire et un bon cru, précise Philippe Gounel, créateur de la marque Patyka. Avec un peu d'éducation, on apprécie plus. »

Que veulent les nouveaux consommateurs ?

C'est bien simple : tout ! Écarter les risques sanitaires liés aux composants jugés potentiellement néfastes. Et plus particulièrement les fameux parabens, devenus des parias depuis leur médiatisation. Venir aux cosmétiques bio en retrouvant des sensations comparables aux produits conventionnels : plaisir d'application et d'utilisation, efficacité, odeurs… Ne pas faire trop de compromis sur leurs habitudes et rituels de beauté. Un copier-coller de la cosmétique conventionnelle en version bio, en fait.

Pour ceux qui approchent la clientèle des instituts de beauté, la barre est encore placée plus haut en termes d'ergonomie, de façonnage, de packaging. Il y a des femmes qui vont spontanément accepter tout l'univers classique de la bio (textures brutes et riches, univers floraux, huiles…) et une grande partie d'entre elles, très habituée à la cosmétique conventionnelle avec des textures plus fines, des finis poudrés, évanescents, va aller de préférence vers les nouvelles marques bio.

Ceux et celles qui en viennent au bio par mode, par crainte ou sans conviction vont plutôt s'attacher à des produits neutres en termes d'odeur et de texture, qui offrent des sensations comparables à la cosmétique classique. Tout le monde n'est pas sensible, réceptif ni à l'aise avec le concept du naturel !

Comment et pourquoi en vient-on au bio ?

Il y a ceux ou celles dont la peau leur donne du fil à retordre : rougeurs, démangeaisons inexpliquées, irritations, inconfort… bref, une peau qui réagit à tout et cherche désespérément la solution au rayon cosmétique.

Les sujets allergiques, également, dont les pathologies relèvent plus de l'intervention médicale que des cosmétiques.

Le tandem maman-bébé est également une porte d'entrée privilégiée pour les cosmétiques bio.

Les adeptes du tout bio qui ne veulent rien d'autres.

Et puis il y a les nouveaux consommateurs en quête d'inédit, toujours prêts à découvrir, explorer, essayer de nouveaux produits.

Elles ont essayé, leurs réactions

Pourquoi chercher à créer des produits de synthèse alors que la nature a le pouvoir de nous garder en bonne santé ? C'est en partant de ce constat que Marie-Christine, cinquante-trois ans, s'est intéressée aux produits de beauté bio. « On ingère tellement de produits chimiques qu'il est bon de revenir à des choses naturelles. Et puis, ma crème au miel bio, à un prix très abordable, me donne autant de satisfaction que les soins parfois très chers que j'achetais avant en parfumerie. »

Ouvrez, sentez… quelle aventure ! Tout commence par les réflexions sur l'odeur. C'est souvent la première réaction des clientes qui essayent pour la première fois un baume, une crème, une huile de massage, etc., en version bio. Habitués et conditionnés aux odeurs de synthèse qui ont formaté nos récepteurs olfactifs, notre nez a du mal à appréhender d'emblée les odeurs issues du naturel sans une petite phase de transition. Dans un sens ou dans l'autre, le corps doit s'habituer et se réadapter. À tel point que certains sujets grands amateurs et consommateurs de parfums de synthèse éprouvent un certain « malaise » lorsqu'ils respirent à plein nez des huiles essentielles. Mais, évidemment, ce n'est pas la meilleure chose à faire. Une véritable « déflagration olfactive » dont l'effet se dissipera rapidement mais qui a de quoi surprendre.

« Dans les premières secondes, les clientes restent un peu figées par la puissance et l'intensité de ces odeurs, puis soudain une évocation, un souvenir d'enfance, de voyage afflue à la mémoire, et là, c'est le déclic, précise Stéphane Mottay (boutique Canzi). On n'est plus du tout dans le cosmétique mais dans les références émotionnelles. Passé ce premier effet de surprise, les organes sensoriels s'ouvrent, intègrent ces nouveaux codes senteurs et la molécule naturelle reprend sa place dans nos récepteurs. C'est le produit lui-même qui fait le travail, car les huiles essentielles agissent sur le cerveau limbique. On commence alors à l'inverse à être réticent aux odeurs de synthèse. »

« C'est une sensation comparable à celle qu'on éprouve lorsqu'on arrête de fumer, précise Sophie Serrano, consultante bien-être chez Nature et Découvertes. On redécouvre les vraies odeurs. »

Une fois opérée cette nouvelle « lecture » des odeurs, textures et couleurs, les clients se laissent guider par leur sens, découvrent de nouveaux horizons sensoriels, et il est rare qu'un retour en arrière s'opère.

Le bio, révélateur de sensations

Encore peu mis en avant par les fabricants de cosmétiques bio qui l'affichent presque comme un complexe, l'aspect multisensoriel (odeurs des huiles essentielles, textures riches des émulsions, baumes denses et fondants...) de leurs produits est un formidable révélateur de sens. Car ici, ce sont les produits qui parlent d'eux-mêmes et sans tricher. Et l'expérience prouve que lorsqu'on y goûte, on y revient.

Dans l'aspect sensoriel, il y a de vraies différences entre le conventionnel de synthèse, qui est plus aseptisé, plus rond, plus stéréotypé, qui a moins de caractère, et ces substances naturelles qui sont plus vivantes, plus brutes avec des senteurs plus prononcées, qu'on apprivoise et avec lesquelles on reprend plaisir.

L'univers créatif du naturel est sans fin et, alors qu'on pouvait dire il y a quelques années que le bio était limité en textures, en parfums, etc., ce n'est plus vrai aujourd'hui car les laboratoires innovent très rapidement. Il n'y donc aucune raison que le bio soit cantonné à un petit segment du marché sensoriel et émotionnel.

Séduisante, cette aventure sensorielle va être appelée à se développer, car au-delà de la composition il y a aussi toute la philosophie et l'esprit véhiculé par ce type de produit : le lien entre l'utilisation actuelle et l'utilisation ancienne, aux différentes époques et dans différentes régions du monde avec des produits que les Occidentaux découvrent aujourd'hui avec délice – argan, karité, beurre de cacao, aloès, fleurs tropicales…

C'est toute une palette multisensorielle qui peut être sollicitée.

Le toucher avec :

– Des textures hydratantes en profondeur, des huiles végétales qui présentent une biodisponibilité avec la peau et sont complètement assimilables, un vrai plaisir. Des formules onctueuses et soyeuses, alléchantes, laits et baumes confort, crèmes velours au cœur tendre ou « beurres cosmétiques » et huiles parfumées au toucher doux qui fondent au bout des doigts.

– Des odeurs de caractère qui nous poussent à réagir, à chasser l'ordinaire pour mieux se délecter de l'exceptionnel. Dans le bio de qualité, on peut jouer sur le côté phyto-aromatique, le registre des émotions, le stimuli des fonctions de l'organisme pour des effets relaxants, tonifiants, dynamisants… et tout un panel de possibilités ouvertes sur une dimension globale du corps qui s'approprie et intègre ces nouvelles données. Ici, ce n'est pas le cosmétique ni la marque qui prend en charge l'individu, c'est l'inverse.

– Des couleurs chaudes et profondes, naturelles, issues des graines, fruits écorces, fleurs… prélude à l'envie de plonger le doigt dans ces matières vivantes et nobles.

– Des évocations et connotations gourmandes qui sollicitent nos papilles gustatives : bois de réglisse au goût suave et vertus apaisantes, timides violettes glacées de cristaux de sucre, douceur d'une guimauve moelleuse réconfortante pour les peaux sèches, beurre de pêche qui s'incorporent en touches délicates au cœur de soins, la nature regorge de plantes délicieuses.

– Des modes d'application et rituels de beauté qui peuvent s'apparenter aux concepts développés par les spas ; les sens et l'imaginaire sont constamment sollicités : découverte de nouveaux paysages olfactifs, effet bien-être et détente des huiles essentielles, massage pour un langage oublié à fleur de peau… une véritable explosion sensorielle pour permettre à l'individu de lâcher prise, de se recentrer sur lui-même.

Addictifs, les cosmétiques bio ?

On n'invente pas, on ne fait pas preuve de partisanisme primaire, mais, on le constate, les cosmétiques bio suscitent une réaction proche de l'addiction. Le côté pathologique en moins. Quand on y a goûté, on est conquis, et ce sont souvent les plus réfractaires du début qui deviennent de véritables aficionados sans savoir vraiment expliquer pourquoi. La subtile action des huiles essentielles, l'authentique reconnexion de notre nez aux vraies odeurs, la redécouverte de matières nobles et naturelles qui nous sont déjà connues, des références émotionnelles conscientes et inconscientes du passé, on garde une part du mystère…

Institut bio, bien plus qu'un simple soin de la peau

Les instituts de soins bio sont devenus les nouveaux temples de la branchitude dans la capitale, même s'ils restent réservés pour l'instant à une clientèle choisie. Les pionniers du tout naturel – Dr Hauschka, Phyt's… – travaillent depuis longtemps sur ces concepts, et de nouveaux venus se sont fait une spécialité de l'art de vivre et de la beauté bio. Weleda vient également d'ouvrir un spa.

On y entre pour bien plus qu'un coup d'éclat visage ou le traditionnel gommage masque programmé à la hâte entre deux rendez-vous. Instants d'exception dans cette recherche d'harmonie, de bien-être. Des soins douceur pour satiner, raffermir, délasser le corps… si relaxants qu'il n'est pas rare de s'endormir, bercé par le geste des mains et enveloppé de senteurs aux notes de menthe, cyprès, cannelle et autres épices… Une pause bio relax avec un protocole soin complet du visage ou un modelage drainant, raffermissant du corps aux huiles essentielles bio ? Une exfoliation aux sels marins, huiles végétales et essentielles… ?

L'art du toucher des esthéticiennes qui pratiquent avec des gammes bio est également différent, car elles y viennent rarement par hasard et sans adopter toute la philosophie de vie qui lui est liée. On privilégie par exemple les techniques manuelles, loin des machines sarcophages pour remodeler mécaniquement le visage ou le corps. L'approche biologique de la beauté incite également les individus à considérer que l'état de leur peau est directement lié à leur mode de vie et invite à se percevoir de façon holistique.

Professionnelles de la beauté 100 % naturelle, les naturo-esthéticiennes Phyt's transmettent leur savoir-faire dans les instituts et les spas, et travaillent sur un éventail de techniques de bien-être diversifiées (inspirées de la réflexologie, du shiatsu, des massages lympho-énergétiques…), qu'elles associent à un programme de recommandation alimentaire et de nutricosmétique.

Les bio-esthéticiennes Hauschka utilisent une méthode de soins fondée sur une stimulation lymphatique au moyen de mouvements paisibles et rythmiques, effectués avec les mains ou à l'aide de deux pinceaux extrêmement doux. Ce toucher fluide et « respirant » donne à la peau une impulsion harmonisante, désinfiltrante et régénérante qui se répercute sur tout le corps avec la sensation d'une harmonie vivifiante.

Weleda vient d'inaugurer un espace de naturalité à Paris où sont associées huiles végétales et huiles essentielles (lavande, rose, citrus) pour des massages adaptés à votre état (sérénité, vitalité, minceur, détente…) ; et pendant les soins du visage avec les gammes à l'iris, à la rose musquée ou à l'amande, on vous prodigue des conseils personnalisés.

Hier dans l'ombre, aujourd'hui sur le podium

Ils n'auraient même pas osé en rêver. « Il y a cinq ans, on n'intéressait personne », dit M. Droin, responsable du laboratoire Jacques Paltz, dont la marque est pourtant présente sur le marché depuis trente ans. Aujourd'hui, les rédactrices des pages beauté s'intéressent à la beauté version bio, les consommateurs en redemandent, les sites de vente sur Internet se multiplient, les grands groupes de cosmétologie leur font les yeux doux, et pour cause : dans le contexte de frilosité sanitaire actuel, le bio apparaît comme la garantie d'une authentique, saine et inoffensive beauté. Un éclairage médiatique et une notoriété soudaine parfois difficiles à appréhender pour ces acteurs peu habitués à occuper le devant de la scène et à gérer des taux de croissance record qui peuvent donner le vertige.

Initialement érigé comme un contrepoids et une alternative à l'industrie conventionnelle, leur champ d'action a toujours été d'être réservé à un public d'initiés, fonctionnant au travers d'un réseau de distribution assez restreint (magasins diététiques et biologiques, salons, VPC...), sans autre ambition que celle de servir au mieux une clientèle de convaincus. Du dédain teinté de scepticisme aux réflexions gentiment moqueuses du début – « Ces crèmes qui arrivent de la ferme réservées aux babas du Larzac dont la beauté est le dernier des soucis » –, on est passé à un intérêt plus que soutenu où les cosmétiques bio font désormais l'objet de toutes les attentions.

Les enjeux s'inscrivent dans une tout autre dimension aujourd'hui avec l'éclairage soudain qu'on leur porte et l'énorme potentiel de vente qu'on prédit à leurs produits. Livrés à une économie de marché, soumis à une concurrence accrue, les fabricants ont vite compris la nécessité de s'investir dans une nouvelle dynamique, de jouer la carte de la séduction, de l'efficacité prouvée... pour conquérir une nouvelle frange de clientèle. Car le bio trop simple et austère, militant, convainc et séduit moins les consommateurs aujourd'hui. Une certaine sophistication peut donc leur ouvrir des perspectives intéressantes, et ces gammes progressent d'ailleurs fortement depuis leur offensive sur les axes glamour et efficacité. L'arrivée sur le marché de marques prestigieuses comme Stella McCartney (YSL) par exemple et d'autres groupes vont permettre de répondre aux besoins d'une clientèle qui s'inscrit dans une attente de luxe, de plaisir.

Les réseaux de distribution eux-mêmes ont été également élargis. Quelques-uns comme Florame ou Le Secret du Naturel attaquent le créneau des instituts, Phyt's s'engage en pharmacie avec Gamarde, Huiles & Baumes, Thémis, Sanoflore... arrivent en parfumerie, Buigine Bio touche le monde des coiffeurs... Et l'offre est aujourd'hui très abondante avec plus de 200 marques désormais labellisées bio alors qu'elles étaient une vingtaine il y a deux ans.

Le nouveau défi du bio : vendre du rêve « certifié et contrôlé »

D'accord, la cosmétique bio est celle qui peut revendiquer fièrement sur ses étiquettes « sans parabens », « sans phénoxyéthanol », etc., et dans un premier temps c'est sans doute l'argument massue qui a conduit les consommateurs à s'intéresser au secteur. Le spectre de la toxicité qui s'est abattu récemment sur l'industrie cosmétique n'a fait qu'amplifier ce phénomène.

L'argument bio est en effet colossal, car il porte en lui la garantie de respect de la santé et véhicule l'idée d'innocuité. Et c'est là toute sa force. Dans un premier temps, ce réflexe sécuritaire suffira à conduire les consommateurs à se tourner vers le bio. Mais très bientôt, car le marché évolue très vite ainsi que les attentes des consommateurs, ce seul argument ne suffira plus. Car si le savoir-faire du bio trouve sa justification dans l'absence de nocivité, l'efficacité, il doit aussi le trouver dans l'esthétique et l'ergonomie des produits. Il faudra alors passer de la crainte au rêve, un rêve bio « certifié et contrôlé ». Tel est le nouveau défi des fabricants.

Les dermatos : cosmétiques bio, késako ?

À de rares exceptions près, le monde des cosmétiques bio et naturels reste (presque) inconnu des dermatologues, qui sont très peu informés. Pour plusieurs raisons : la phytothérapie ne figure pas au programme de leur cursus universitaire et il sont très majoritairement démarchés par les grands laboratoires pharmaceutiques ou de dermocosmétique conventionnels. Car pour « parler » aux dermatologues, il faut une force de frappe considérable et de très grosses structures. Exemple : inviter cinq cents professionnels aux Maldives pour promouvoir de nouveaux produits.

D'autre part, même si la pensée bio commence à se démocratiser, elle reste au regard du public et des instances médicales une mouvance parallèle. De la même façon qu'on constate une dichotomie entre la médecine allopathique et les médecines naturelles ou dites douces, on retrouve cette scission dans l'univers de la cosmétique. Le phénomène s'est observé précédemment avec les nutritionnistes, qui reconnaissent aujourd'hui la supériorité en vitamines et minéraux de l'alimentation bio.

À terme, on peut espérer que l'arrivée en bio d'acteurs de taille importante, soucieux de prouver par des tests objectifs l'efficacité de leurs produits, va contribuer à crédibiliser ce segment de marché et à sensibiliser les professionnels de la dermatologie.

Un secteur porteur d'avenir pour les jeunes générations

Le bio n'est pas seulement une mode pour des sujets tendance en mal d'inédit et d'originalité, le petit plus « désirable » réservé à un public privilégié à fort pouvoir d'achat et bien informé. C'est aussi une formidable voie d'avenir et de développement pour les jeunes générations avec la découverte et l'implication dans les concepts qui lui sont intimement liés et qui participent d'une même démarche : la défense de l'environnement, le développement durable, le commerce équitable, une vision plus sociale de l'entreprise, une consommation réfléchie…

Des luttes et résistances post-soixante-huitardes aujourd'hui digérées ressortent des valeurs fortes portées par cette époque et institutionnellement admises : l'écologie. Ceux à qui on a répété que tout allait mal (chômage, périls sanitaires, danger du nucléaire, réchauffement de la planète…) pourront s'investir dans une démarche porteuse d'avenir.

« Pour nous, entrepreneurs, laisser la planète dans un meilleur état que celui où on l'a trouvé est du domaine de la santé publique, précise Luc Jugla, responsable de Cosnessens (laboratoire de formulation cosmétique). C'est un devoir de sensibiliser nos clients à cette approche environnementale. C'est également l'occasion de revenir à la vraie valeur du produit, de faire un peu moins peser le rôle du marketing et de la pub, car il existe aujourd'hui un réel désir de transparence exigé du consommateur. »

Face à la saturation du monde industriel, tout ce qui relève de l'industrie du naturel offre des opportunités non seulement en termes d'emplois, mais aussi en tant que réservoir et vivier d'idées. Une « nourriture » économique, sociale et humaine qui va succéder au vide générationnel des années précédentes. Car si l'engouement pour le bio a commencé par l'alimentaire, ce sont aujourd'hui les cosmétiques qui explosent, le textile qui commence à monter en puissance, ainsi que la détergence, l'habitat, le parfum, l'énergie...

Les risques d'un développement exponentiel

Si l'ensemble des acteurs investis sur ce créneau ne craint pas la vive concurrence qui ne manquera pas de sévir très prochainement ni le manque de clients potentiels, en revanche c'est du côté des matières premières bio que le risque d'un développement exponentiel pourra se traduire. Et de leur coût prohibitif en cas de pénurie. Le cas commence déjà à se produire sur certaines essences dont le coût a grimpé de 60 %.

Alors que l'agriculture conventionnelle trouve des moyens détournés pour tordre le nez aux contingences de la nature, par essence du concept la culture bio reste nécessairement limitée car elle peut difficilement s'en dédouaner. Car même si la production bio tend à gagner du terrain, elle n'est pas extensible à l'infini et reste peu significative par rapport à la production mondiale totale. Comme il faut trois ans pour qu'un sol soit débarrassé des engrais et des pesticides, et donc déclaré ouvert à l'agriculture biologique, les fabricants de matières premières se mettent en contact avec des producteurs du monde entier. On cultive les roses bio en Bulgarie et en Turquie, l'aloé vera au Mexique, on pratique la cueillette sauvage certifiée de noix de karité au Burkina Faso et d'amandes d'argan au Maroc...

La sécurisation en amont des approvisionnements, le sourcing, sera donc un enjeu majeur, le nerf de la guerre des prochaines années pour tout le secteur. Car si de gros groupes cosmétiques ou les lessiviers « dévoreurs » potentiels de matières premières décident de se fournir en bio avec les gigantesques tonnages que cela représente, ils risquent fort d'assécher rapidement le marché.

La nature, une matière à géométrie variable

La nature étant vivante, merveilleuse de richesses mais également capricieuse et imprévisible parfois, lorsqu'on travaille à partir de matières premières biologiques et naturelles (plantes, fruits, graines, fleurs…), on s'expose à entrer dans un domaine à géométrie variable. Car autant en agriculture classique les produits phytosanitaires réussissent à calibrer et à homogénéiser la production d'une année sur l'autre, autant en bio la variabilité saisonnière, le temps, l'ensoleillement, la provenance géographique auront une incidence sur le rendu qualitatif et quantitatif, qui sera directement perceptible sur le produit fini : des différences et variations sensibles en termes de couleurs, de textures et d'odeurs. D'une saison à l'autre, une orange biologique, par exemple, pourra être plus ou moins orange, rouge ou jaune. « C'est la particularité la plus difficile à faire accepter par la clientèle, qui fonctionne selon des codes très stéréotypés, disent les fabricants. À chaque récolte on est obligé de recalibrer l'odeur des produits pour homogénéiser ces variations. » Et certaines clientes de brandir rageusement leur pot de crème à la vendeuse car la couleur n'est pas exactement la même que la dernière fois, soupçonnant un produit périmé.

Chez Nature et Découvertes, entre autres, on explique aimablement que les cosmétiques naturels sont sujets à ce type de variations, ce qui n'engage en rien la qualité du produit. Le beurre de karité, par exemple, présente des couleurs différentes suivant les arrivages, une texture plus ou moins solide et granuleuse en fonction de la température ambiante. Rien que de très normal. Une fois informés, les clients acceptent de bonne grâce cette particularité qui signe le caractère vivant des produits. D'autres le comprennent mais ne l'acceptent pas.

Les difficultés de formulation propres au bio

Comment intégrer des graines de pavot dans une crème composée essentiellement de fleurs de coquelicots ? jouer avec l'infinie palette d'odeurs des huiles essentielles sans franchir le seuil de l'agression olfactive ? faire des produits qui moussent sans utiliser de tensioactifs classiques ? octroyer la même douceur, le même velouté aux produits en l'absence de silicones ? C'est toute la problématique qui se pose aux formulateurs de cosmétiques bio et naturels, qui doivent composer avec des impératifs et objectifs parfois contradictoires.

Quand on supprime 95 % des matières premières utilisées en cosmétique classique (huiles minérales, silicones, tensioactifs, émulsifiants, conservateurs et parfums de synthèse), il faut refaire ses gammes. Et faire abstraction de substances « bonnes à tout faire » dont on connaît parfaitement le comportement à l'usage et en toutes circonstances. Gels, crèmes, shampooings au toucher doux, avec une stabilité et une viscosité faciles à obtenir en chimie de synthèse et beaucoup plus difficiles à réaliser en bio.

« Avant de pouvoir proposer un cosmétique sensoriellement acceptable dont les propriétés sont comparables à celles des produits conventionnels, cela demande un gros travail de recherche et de développement sur les textures, les gélifiants, les émulsionnants, et un certain nombre de matières premières à remplacer qu'on avait l'habitude d'utiliser par facilité lorsqu'on formulait en conventionnel, précise Luc Jugla de Cosnessens. Exemple type, les silicones, qui ont été très largement représentées depuis vingt ans en cosmétique pour leur aspect multifonctionnel (toucher soyeux, démêlage et brillance des cheveux...), sont interdites dans le cadre d'Écocert et doivent être remplacées par des molécules offrant des facultés semblables. On s'en rapproche par l'association de différentes matières premières, dont de très fines poudres de riz, par exemple, pour obtenir des effets poudrés, matifiants qui peuvent s'apparenter au même toucher. En revanche, il reste des domaines de la formulation où les fonctionnalités des silicones n'ont pas encore trouvé de remplaçants naturels comme celles qui apportent de la brillance aux cheveux. »

De même, la mousse inscrite dans nos habitudes d'hygiène telle qu'on la connaît, généreuse, abondante et qu'on peut générer à souhait, reste pour l'instant un casse-tête pour les fabricants de cosmétiques bio car il n'existe pas encore de substitution naturelle.

Assujettis à des contraintes qui sont propres au cahier des charges du bio, les fabricants n'exaucent pas toujours leurs rêves dans ce domaine dès leurs premières tentatives. Mais, avec de l'acharnement et de nombreux essais, ils parviennent à proposer des produits conformes à leur objectif de départ mais aussi et surtout avec les attentes de la clientèle.

Pas facile de reproduire des textures comparables au conventionnel avec des matières premières complètement différentes. Car le rendu final est lui aussi obligatoirement différent. D'autant qu'il y a fort à parier que la cosmétique conventionnelle va concentrer ses efforts d'innovation pour offrir au consommateur tout ce qu'on ne trouve pas en bio en termes d'odeurs et de textures…

Recherche et formulation évoluent très vite

Si les nouveaux consommateurs veulent bien passer au bio, ce n'est certainement pas avec des produits pâteux impossibles à étaler aux odeurs capables d'éloigner également les moustiques ! Il y a quelques années (mais il y a longtemps), approcher la cosmétique naturelle nécessitait une certaine dose d'adaptabilité et le renoncement à toute forme de sophistication : textures brutes et épaisses, couleurs parfois peu flatteuses, odeurs qui pouvaient surprendre par leur côté brut, intense et rustique.

« C'est de moins en moins vrai, voire plus du tout aujourd'hui, car les technologies évoluent très vite et on arrive au même confort d'utilisation, affirme Vincent Bourgeteau, ingénieur cosmétologue. On dispose déjà de produits "tout en un" qui facilitent les gestes d'hygiène quotidienne, gel douche visage/corps/cheveux, par exemple, qui font gagner quelques précieuses minutes le matin. De nombreuses matières premières utilisées en cosmétique bio sont issues du monde alimentaire qu'il a fallu se réapproprier pour le monde complexe de la cosmétique. Il y a quelques années, on arrivait avec des produits un peu grossiers que nous avions segmentés pour hydrater, nourrir, gommer ; aujourd'hui, on est capable de nourrir, d'hydrater et d'exfolier en même temps. Et de plus en plus. Mais pour que la cosmétique bio conserve son caractère propre tout en étant capable de séduire la clientèle, il va falloir aller beaucoup plus loin et créer de nouveaux concepts de soins. Sans chercher à faire un copier-coller exact de la cosmétique conventionnelle avec des matières qui ne sont pas les mêmes au départ et ne sont pas comparables en termes de rendu final. Travailler sur la galénique, bouleverser les codes beauté au risque de se retrouver dans une offre du naturel qui va devenir très consensuelle et se fondre avec la cosmétique conventionnelle. Car demain toutes les grandes marques vont faire du naturel, y compris en grande distribution. »

La formulation de produits cosmétiques en version bio est donc une alchimie délicate où de nombreuses combinaisons restent à découvrir, à explorer. Et ce n'est pas faute de les conjuguer, de les retourner et de les expérimenter en tout sens. Luc Jugla a déjà dû concocter quelques centaines de recettes depuis trois ans. Très sollicité, il met au point des gammes très différentes les unes des autres qui l'oblige à trouver la meilleure formule suivant les desiderata de ses clients.

De la marque Alma Carmel, qui s'appuie sur l'utilisation de légumes et fruits frais, une compote de luxe en quelque sorte, en passant par la gamme Patyka, dont les produits sont formulés avec des huiles essentielles rares et un procédé de fabrication exclusif pour en garantir la pureté, jusqu'aux textures et parfums bucoliques de la gamme Clé des Champs, le travail ne manque pas.

Il faut jongler avec la préservation intacte des molécules actives, réussir à donner à certains ingrédients naturels comme le choux, la tomate, le coquelicot une odeur socialement acceptable pour pouvoir conserver ses amis, et parvenir à mettre au point des textures proches de celles auxquelles sont habitués les consommateurs pour conserver le plaisir du rituel beauté sans changer radicalement les habitudes.

Car en dehors des critères de stabilité dans le temps, de la fonctionnalité du produit, astringent, anti-âge, revitalisant, apaisant, etc., il faut aussi se polariser sur le mode d'application, qui doit être facile et agréable, et sur l'odeur, puissant vecteur de séduction pour un cosmétique.

« Il a fallu ajouter des huiles essentielles pour agrémenter cette odeur particulière de légumes et de fruits tout en conservent son aspect naturel, précise Gael Sitzia, d'Alma Carmel. Car notre défi est de séduire en douceur une nouvelle clientèle non initiée tout en préservant une cosmétique de caractère. »

La saga des principes actifs : un remake

On le connaît, le délicieux et très efficace refrain du principe actif qui nous rend toujours plus dépendant du dernier produit sorti. C'est sur lui que repose en grande partie la communication et la publicité des marques conventionnelles, même s'il n'est présent qu'en infime proportion, souvent moins de 1 %.

Cet acharnement à mettre en avant ces fameux principes actifs n'existe pas dans le naturel et le bio, car tous les composants de ces cosmétiques (huiles essentielles, huiles végétales, beurres et cires, eaux florales…) sont eux-mêmes chargés de principes actifs qui se potentialisent entre eux. On assemble, on conjugue les ingrédients en synergie pour trouver la meilleure adéquation possible afin d'améliorer l'acceptabilité, la texture, le plaisir à utiliser, l'efficacité. Est-ce qu'on a besoin de sortir de son chapeau des ingrédients nouveaux tous les six mois ? C'est du pur marketing, disent les fabricants.

« Dans le registre des actifs, le bio, c'est souvent plus simple », précise Luc Jugla. Toutes les matières premières naturelles sont de vrais actifs. C'est plus un retour à la nature, aux propriétés des huiles végétales, des huiles essentielles dont on redécouvre aujourd'hui les formidables propriétés connues dans les pharmacopées anciennes et qu'on avait occultées avec le conventionnel et l'industrie chimique. Mais on commence aussi à voir arriver en bio de réels actifs plus ciblés qui permettent d'avoir des discours plus pointus. »

« Il faut redonner de la noblesse à la phytothérapie et aux plantes et prouver leur efficacité par des tests objectivés pour gagner en crédibilité, précise Vincent Bourgeteau. Les produits naturels sont efficaces, puissants et parfois loin d'être inoffensifs. Les plantes sont de formidables laboratoires d'expérimentation où la notion de biodiversité est un concept majeur. La nature a tout inventé, et surtout les molécules, qu'on va découvrir demain. Il ne faut pas oublier que 70 % des molécules pharmaceutiques conventionnelles commercialisées à l'heure actuelle sont issues du monde vivant et que plus des deux tiers de nos découvertes n'en sont pas mais simplement issues de l'observation des plantes. Aujourd'hui, par exemple, les microbes sont recombinants pour la plupart. On ne connaît pas encore les molécules qui vont nous sauver de telle ou telle épidémie, mais toutes les solutions existent dans cette biodiversité. »

« Mention spéciale » maquillage

Avec le bio, même le maquillage peut désormais s'inscrire dans le naturel. Une première en France ! Dans la ligne des précurseurs comme Dr Hauschka, Logona ou Lavera, la marque Couleur Caramel est la première marque française à être labellisée. Quand David Reccole et Cédric Ferréol créent en 2002 la marque de maquillage Couleur Caramel, leur idée de départ est d'apporter une gamme de maquillage naturel qui doit rompre avec l'idée communément admise que le maquillage est plutôt nocif pour la peau. Le fait d'utiliser un fond de teint de grande marque, par exemple, ne fournit pas la moindre garantie quant à la compatibilité des ingrédients avec notre épiderme. Curieusement, personne ne semblait se soucier de savoir ce qui se cachait derrière nos fards, poudres et mascaras pourvu qu'ils nous magnifient.

Pour mettre au point cette nouvelle gamme de maquillage naturel et bio (teint, yeux, lèvres…), il a fallu s'attaquer à des défis de taille : comment obtenir une texture digne des autres marques sans adoucisseurs synthétiques ni d'origine animale (Nylon, silicone, lanoline…) ? C'est une société italo-suisse, fabricant de machines à microniser, qui fournira la solution : un broyage à air comprimé permettant d'avoir une granulométrie inférieure à 10 microns.

« Les adoucissants synthétiques ont pu être éliminés avec succès, avec à la clé une vraie reconnaissance de la part des utilisatrices, précise David Recolle, responsable recherche et développement. Dans les poudres sans eau qui ne génèrent pas de développement bactérien, les conservateurs de type parabens, encore souvent présents inutilement dans des poudres anhydres, ont été éliminés. Il fallait aussi protéger nos huiles et nos beurres avec de bons antioxydants (vitamine E ou tocophérol), ou choisir des huiles et des beurres eux-mêmes riches en antioxydants. Le beurre et l'oléine de karité en sont de bons exemples. Nos produits ont une durée de vie de quatre ans et nous avons désormais suffisamment de recul pour en juger.

« Pour la qualité et le rendu des couleurs, l'huile de paraffine, utilisée en conventionnel, s'avère très efficace (et très bon marché) pour l'empattage des pigments en poudre. Là aussi il a fallu trouver l'alternative, qui s'est avérée différente en fonction des produits, mats ou nacrés. L'huile de paraffine a été remplacée par de l'huile de tournesol d'un côté, de l'olive squalane de l'autre, et de l'huile de ricin dans les deux cas. Cela ne nous a pas empêchés de faire une analyse poussée sur tous les pigments d'origine naturelle et de faire une sélection parfois douloureuse mais qui (à une exception près) nous a permis d'offrir une palette de couleurs très appréciée des utilisatrices. Toutes ces recherches concluantes nous ont a conduits vers une démarche de certification Écocert de notre gamme de teint (septembre 2004).

« Pour les émulsions contenant de 70 à 95 % d'eau, plus délicates à conserver, nous avons choisi un "cocktail" de conservateurs non naturels mais homologués par Écocert ne présentant aucun danger. Après les challenge tests d'usage, nous avons obtenu des résultats positifs. Nos recherches portent en permanence sur des systèmes conservateurs naturels (bactéricides et fongicides) dans les zones de pH qui intéressent le maquillage.

« Autre difficulté : la fidélité et la reproductibilité des couleurs au cours des différentes fabrications successives. Le problème ne provient pas des pigments eux-mêmes mais des autres ingrédients : huiles, beurres et cires végétales, qui voient leurs couleurs légèrement varier d'une saison à l'autre en fonction des données climatiques. Ces données variables nous obligent à travailler davantage sur les "mises à la teinte".

« Enfin, pour les textures, il a fallu trouver des remplaçants aux silicones synthétiques et des émollients naturels à teneur élevée en acides gras essentiels qui présentent une bonne affinité avec l'épiderme. Il faut bien convenir que se passer de ces substances n'est pas le moindre des obstacles en bio. Grâce à une recherche approfondie d'ingrédients alternatifs, nous avons pu, avec notre partenaire sous-traitant, trouver les matières premières végétales et/ou bio qui nous apportaient les caractéristiques souhaitées.

« Malgré les contraintes majeures du cahier des charges Écocert, nous sommes toujours parvenus à les surmonter sans que la qualité intrinsèque des produits ni leurs caractéristiques organoleptiques ne soient diminuées par rapport à du maquillage conventionnel. »

Tests cosmétiques : les mêmes pour tous

Si vous en doutiez, les produits naturels et biologiques sont soumis exactement à la même réglementation que tout produit cosmétique avant sa sortie sur le marché. En plus des tests obligatoires (tolérance, innocuité, contamination bactérienne, stabilité dans le temps), les cosmétiques bio et naturels rejoignent leurs homologues conventionnels dans les (mêmes) labos dès lors qu'ils revendiquent une efficacité : hydratation, effet anti-âge, action minceur, protection solaire… Car désormais toute allégation ou revendication de ce type doit pouvoir être prouvée par le fabricant qui l'avance. On ne peut donc plus dire « traditionnellement utilisé pour ses vertus ». La terminologie employée doit être en phase avec la réalité.

Ces tests objectifs ou subjectifs s'appliquent indifféremment aux cosmétiques conventionnels ou bio selon des protocoles identiques, standardisés, des manipulations réglementaires, connues, décrites et agréées par la réglementation européenne. Un moyen pour les acteurs du naturel de sortir de l'appréciation empirique, de l'image artisanale qui leur colle à la peau, pour crédibiliser et légitimer leur savoir-faire. Les fabricants de cosmétiques naturels ont donc de plus en plus recours aux tests prouvant l'efficacité de leurs produits, même si l'enveloppe budgétaire qui lui est corollaire est considérable. Un gage de reconnaissance et de confiance vis-à-vis de la demande mais aussi un passage presque obligatoire dans le contexte actuel où les consommateurs ne jurent que par le « testé cliniquement, dermatologiquement, hypoallergénique, approuvé par tant de femmes, 38 % de rides en moins… ».

Par conséquent, les cosmétiques classiques, avec de nombreux essais d'objectivation, n'offrent pas plus de sécurité, de protection et d'efficacité qu'un cosmétique naturel assujetti exactement aux mêmes obligations. Depuis un an, la DGCCRF veille particulièrement au respect de ces revendications et obligations qui en découlent.

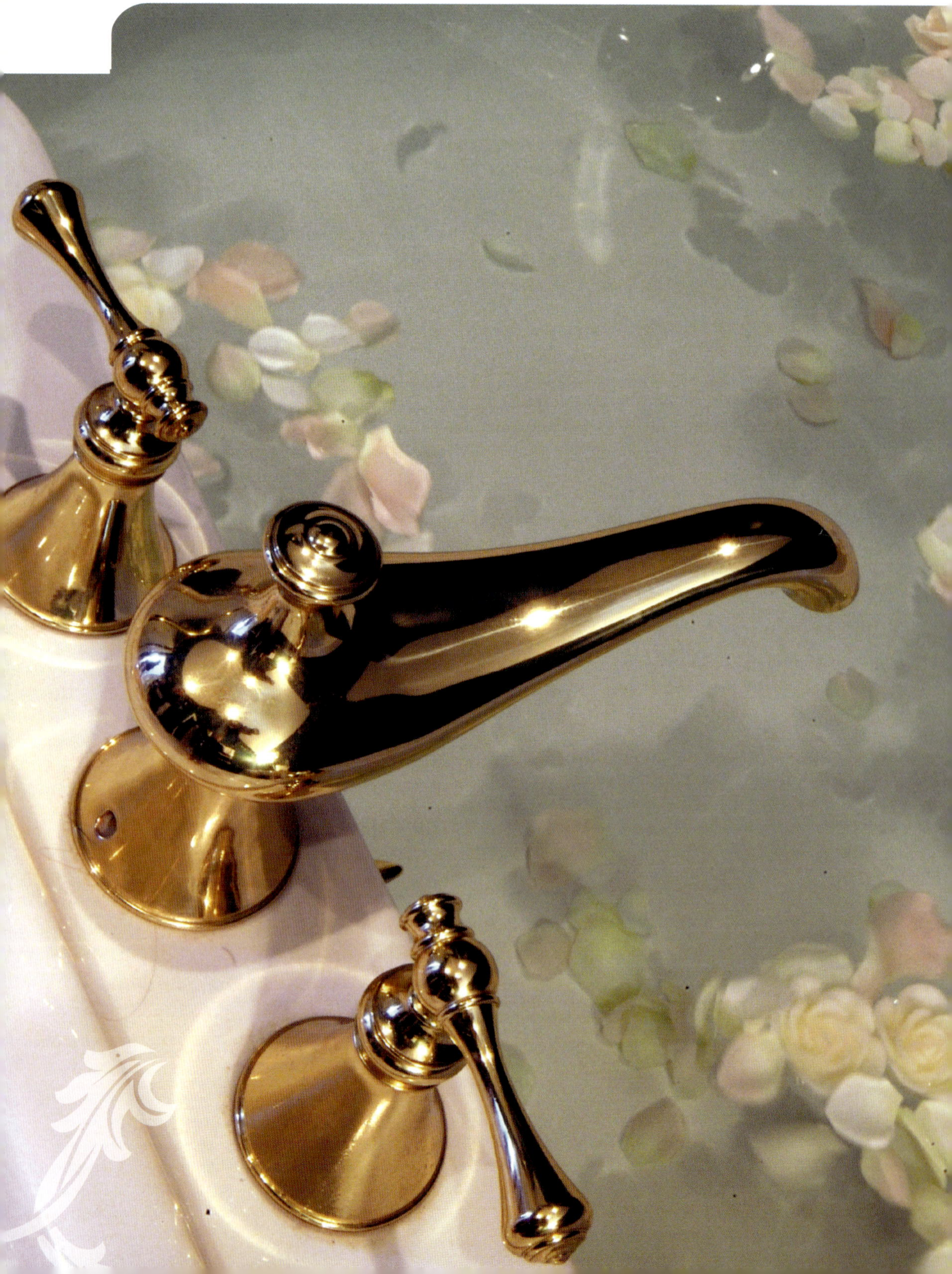

CHAPITRE 9

9

La cosmétique écologique révèle sa vraie beauté

Qui sont ces fabricants de cosmétiques naturels et bio dont le nom vous est (encore) peu connu et qui défendent une « autre » idée de la beauté ?

« Le beau, comme l'a dit Platon, c'est la splendeur du vrai » mais aussi qu'il faut toujours revenir au naturel pour s'assurer de la vérité.

À l'origine de cette aventure, il y a toujours une passion pour les plantes, la phytothérapie et l'aromathérapie qui privilégie une approche globale du bien-être car la beauté ne peut être dissociée de la santé. Aider à la quête d'harmonie en misant sur le pouvoir et le potentiel de la nature ; également des racines philosophiques et médicales puisées dans la naturopathie, les médecines douces ou bien l'anthroposophie.

C'est par opposition aux progrès de la chimie et à la domination de l'industrie cosmétique conventionnelle que sont nées dans les années 1970 les premières entreprises de cosmétiques naturels. Un tissu de petites et moyennes entreprises très diversifié et très coloré, qui porte généralement fortement l'empreinte de la personnalité de leur fondateur.

Depuis plusieurs décennies, un certain nombre de marques, pour la plupart issues de la mouvance bio, se sont fixées des lignes directrices et une philosophie de production stricte en la matière qui ont servi de fondement à l'élaboration des cahiers des charges et au référentiel de la cosmétique biologique et écologique.

C'est toute une frange d'intervenants et de producteurs engagés qui s'est jouée des modes et a combattu contre l'artifice de l'industrie cosmétique qui consiste à se réclamer du naturel en introduisant des extraits de plantes en quantité infinitésimale. Malgré les pressions, ils ont toujours tenu leurs engagements pour pouvoir écarter les substances chimiques suspectes et privilégier des procédés de transformation simples, non agressifs, des substances lavantes végétales, composer les formules qui reposent sur une synergie de plantes, huiles végétales et huiles essentielles issues prioritairement de l'agriculture biologique. Ces fabricants ont une longue expérience dans le domaine des actifs végétaux et de la cosmétique naturelle et bioécologique qui leur permet de sélectionner et de conjuguer les ingrédients les plus efficaces. Gravier, Jacques Paltz, Phyt's, Cattier, Sanoflore, Florame, Coslys et d'autres disposaient déjà d'un savoir-faire éprouvé dans la cosmétique naturelle, de même que les pionniers d'outre-Rhin Dr Hauschka, Weleda, Logona, Lavera.

Dans les années 2000, ce sont ces mêmes acteurs européens impliqués dans une authentique démarche écologique qui ont concouru à mettre sur pied des labels et des certifications légitimant l'authenticité de leur savoir-faire, offrant un cadre précis aux nouveaux venus et des repères probants aux consommateurs. L'adhésion à un référentiel reste une démarche libre et volontaire, porteuse d'une exigence de qualité et de valeurs éthiques. Les gammes ont été labellisées, partiellement ou complètement. Certains n'ont même pas eu à modifier la formulation de leurs produits pour pouvoir entrer dans le cadre exigeant du cahier des charges. D'autres, animés par de très hauts niveaux d'exigence qualitative en faveur du « tout naturel », vont bien au-delà des critères de la labellisation : choix de matières premières, très peu ou absence de conservateurs, pourcentage très élevé de substances bio…

Aujourd'hui, au sein de la grande famille des cosmétiques bio, on trouve différentes typologies d'acteurs. D'un côté les acteurs historiques, les pionniers qui ont considérablement aidé le marché à se développer et y jouent un rôle déterminant. De l'autre, de très nombreuses nouvelles marques qui arrivent avec une offre plus sophistiquée et plus comparable à celle des produits conventionnels.

Il y a cinq ans, une dizaine d'acteurs du monde de la cosmétique était concernée. L'engouement pour la sécurité cosmétique a fait émerger la concurrence et ils sont aujourd'hui plus de 200. Pour s'imposer sur ce marché très concurrentiel, la création de nouveaux segments de produits (produits ethniques, cosmétiques pour hommes, nutricosmétiques…) ainsi que la montée en puissance de canaux alternatifs de distribution (circuit professionnel, instituts de beauté, spas) devraient être susceptibles d'offrir de nouveaux relais de croissance à ces opérateurs traditionnels. Leur nouveau défi : crédibiliser et officialiser l'efficacité de la cosmétique bio, conquérir du linéaire, élargir leur offre au travers de produits plus ciblés et, pour certains d'entre eux, internationaliser leurs activités.

Passer du « sans » au « avec »

Avec l'éclairage médiatique soudain qui lui est littéralement tombé dessus, la cosmétique naturelle et bio est perçue en premier lieu comme une cosmétique sans paraben, sans phénoxyéthanol, sans huiles minérales ni silicone, sans colorants ni parfums de synthèse, sans OGM, sans tests sur les animaux… ; des arguments que l'on voit fleurir un peu partout sur les emballages. Alors la cosmétique bio ne serait que cela, un choix opéré par défaut de la cosmétique de synthèse, un copier-coller en version bio ?

Mais vous n'avez encore rien vu ! Ce serait vraiment se priver des formidables richesses qu'apporte et que porte en elle la cosmétique naturelle qui va bien au-delà du rôle d'un simple cosmétique.

La cosmétique naturelle et bio, c'est aussi et surtout une cosmétique avec :

– Le choix et la prédominance d'ingrédients naturels de qualité très proches des produits natifs, non dénaturés et pleinement actifs dont on ne fait pas l'objet principal du discours.

– Une synergie phythothérapeutique inégalée par les produits de synthèse.

– Des matières végétales issues des ressources agricoles traditionnelles et bio afin d'obtenir le meilleur écobilan. Et qui favorisent les relations privilégiées avec des sociétés de petite et moyenne taille.

– Des produits de caractère affichant une belle personnalité et qui possèdent un réel pouvoir de séduction : la cosmétique est avant tout un geste plaisir, les produits naturels et bio sont remplis de couleurs, de senteurs naturelles, d'ouvertures sur le monde.

– Une offre diversifiée et abondante qui évolue très vite : aujourd'hui, plus de 200 marques répondent à tous les goûts et les budgets.
– Une démarche éthique et sociale des entreprises respectueuse de l'homme, de l'environnement, des professionnels engagés dans une démarche bio associative et solidaire, des relations suivies avec les fournisseurs fondées sur le commerce équitable.
– Une stratégie de communication qui repose sur l'authenticité et la transparence des informations vis-à-vis du consommateur où les promesses exagérées sont rares. Les plaquettes précisent en général le pourcentage des ingrédients d'origine végétale et le pourcentage issu de l'agriculture biologique. Vous pouvez vérifier la teneur et la proportion des différents composants dans la totalité du produit dans un langage facilement compréhensible.
– Des acteurs investis depuis longtemps sur la connaissance des propriétés des ingrédients naturels : phytothérapie, aromathérapie, compléments nutritionnels beauté/santé qui optimisent l'effet des cosmétiques. C'est la vision « holistique » de la beauté.
– Une cosmétique près du consommateur distribuée majoritairement dans les réseaux spécialisés de magasins diététiques et biologiques, à taille humaine, pour renseigner et accompagner le client dans ses choix, loin de l'anonymat et de l'impersonnalité des grandes surfaces.

Les 10 conseils du karma de la beauté

Sauveur Fernandez, consultant en innovation écologique et fondateur de l'Éconovateur, aide les entreprises à la création de produits services et actions éthiques. Témoin privilégié du petit monde de la cosmétique bio, il nous livre sa propre vision de la beauté, et quelques conseils précieux sur l'art et la manière de choisir ses cosmétiques.
« Ainsi, l'achat d'un cosmétique naturel devrait être dans l'idéal un acte d'amour total pour notre peau, la planète et la race humaine réunies ! La loi universelle du karma nous enseigne en effet que nous sommes responsables de nos actes envers les autres, quels qu'ils soient, et que nous récoltons tou-

jours ce que nous avons semé. La cosmétique, même bio, n'échappe pas à cette règle. Autrement dit, nous devons, au-delà de la seule beauté physique, nous préoccuper aussi de notre beauté intérieure et contribuer en tant que consomm'acteurs à l'harmonie environnementale et économique du monde. »

Voici 10 petits conseils pratiques pour devenir un ou une initiée avertie du karma de la beauté.

1 La meilleure cosmétique est dans votre assiette… et votre tête

Une vérité qu'il est bon de rappeler : une beauté saine et durable dépend en priorité d'une alimentation équilibrée (et bio, bien sûr, si possible), d'une hygiène de vie correcte et d'un mental adéquat. À cette condition, les cosmétiques bio ont un rôle positif à jouer, ne serait-ce qu'en protégeant sainement la peau de la pollution et du stress de la vie quotidienne.

2 Grandeur et modestie des labels bio actuels

Les labels actuels (« Bio » et « Éco » de la charte Cosmébio, BDIH, Nature et Progrès) représentent un grand progrès : ils offrent la garantie officielle d'un produit le plus naturel possible. Ils sont cependant perfectibles et évoluent constamment avec le temps. Il ne faut donc pas se contenter d'identifier un label pour juger de l'efficacité d'un produit de beauté ; certaines sociétés prennent en effet l'initiative d'aller au-delà des normes bio officielles pour une qualité encore plus grande, ce qui explique en partie la raison pour laquelle les prix peuvent varier grandement pour un même type de produit.

3 Comment sont fabriqués les produits ?

La transformation de matières naturelles bio en crème, huile, lotion, spray est une étape délicate car il est facile à ce stade de dénaturer les fragiles principes actifs naturels bruts. Malheureusement, le code INCI ne renseigne pas à ce sujet, et les labels officiels exigent peu en ce domaine. Prenez en compte les informations données sur les procédés de fabrication quand elles existent. Dans le domaine des huiles essentielles par exemple, tous les procédés d'extraction ne se valent pas, certains étant surtout utilisés pour des raisons économiques.

4 Au-delà du cosmétique, choisissez aussi l'entreprise

Dans l'idéal, ce n'est pas le produit qui devrait faire rêver mais la société qui le fabrique. Demandez beaucoup des hommes et des femmes qui la composent et soyez sensible à leur histoire, leurs convictions : les vraies vedettes, ce sont eux. Sachez poser les bonnes questions : les emballages et flacons sont-ils écologiques, la société est-elle vraiment spécialisée dans les cosmétiques bio, récolte-t-elle elle-même les matières premières, fait-elle sous-traiter la fabrication de ses produits, délocalise-t-elle sa production, les usines sont-elles écologiques, les bâtiments, bioclimatiques, l'électricité utilisée est-elle verte... ?

5 Commerce équitable ou commerce solidaire ?

On trouve de plus en plus de cosmétiques labellisés ou à prétention bio et équitable. Ce dernier terme signifie que les producteurs des pays du Sud perçoivent pour leurs produits un prix garanti, supérieur à la moyenne des cours mondiaux du marché. Cette démarche éthique Nord/Sud va évidemment dans le bon sens de l'histoire... avec la réserve suivante : il est positif de privilégier le commerce équitable quand les ingrédients sont exotiques et ne peuvent être produits en France ou en Europe (huile d'argan, café, guarana...). Cependant, on trouve dorénavant des démarches équitables locales bien de chez nous (appelées aussi commerce solidaire) qui utilisent des matières premières régionales (menthe, miel...), ce qui évite les coûts énergétiques et environnementaux du transport de matières premières importées, préserve une agriculture paysanne en France (qui en a bien besoin) et maintient des emplois en évitant de délocaliser. Il faut dans ce cas exiger de la marque ou du magasin distributeur des garanties que le producteur soit payé à un juste prix.

6 Où acheter et à qui ?

Grande distribution ou magasins bio ? Le choix est délicat, car acheter un cosmétique bio, c'est déjà aller dans la bonne voie, et il bon d'inciter les grandes surfaces à proposer des cosmétiques vraiment naturels, avec une recherche sur le prix. Cependant, prenez conscience que la distribution alternative (magasins bio et petits centres de beauté) est historiquement le circuit qui a le plus favorisé les cosmétiques bio, et que ces enseignes, souvent très motivées, incitent les entreprises référencées à s'améliorer constamment.

Si vous êtes à la recherche de la qualité et du choix maximal, privilégiez les petites marques alternatives aux grandes marques. Leur petite taille les incite bien souvent à proposer mieux et plus original, même si c'est quelquefois un peu plus cher.

7 Recherchez les secrets cachés de la nature

Totum de la plante, biodynamisation, psycho-olfactivité, élixirs floraux, bienvenue dans le monde du savoir-faire de la cosmétique bio ! Cette dernière est en effet très souvent l'héritière directe d'une quantité incroyable de vieux savoirs millénaires longtemps oubliés et aujourd'hui redécouverts progressivement : ayurvéda indien, anthroposophie (inventeurs de la bio), spagyrie (alchimie végétale)...

Prenez donc votre courage à deux mains, gardez l'esprit ouvert et faites l'effort de comprendre la vraie nature de la nature...

8 Les pièges de la nouveauté à tout prix

Conditionnés dès notre plus tendre enfance par le mythe de la nouveauté à tout prix, nous avons tous tendance à rechercher le produit qui sort des sentiers battus avec une formule extraordinaire, des atouts incroyables... et à le délaisser dès qu'un nouveau produit (forcément meilleur dans notre inconscient) arrive sur le marché. Grâce à ces petits conseils et à ce livre, recherchez les atouts qui font la vraie différence. Une fois la perle rare trouvée, restez-lui fidèle.

9 Participez !

Rester attaché à son produit de beauté bio favori ne signifie pas passer sous silence ses inévitables petits défauts une fois qu'on le connaît bien. Allégez votre karma : profitez d'un salon où votre marque est présente ou bien envoyez-lui un e-mail en expliquant ce qui doit changer selon vous : votre loyauté critique vaut de l'or !

10 Faites place au plaisir et au rêve

Obsédés par la chasse au « sans sans » (sans paraben, sans phénoxyéthanol, etc.) et rendus méfiants à juste titre par un marketing séducteur vantant des produits faussement naturels, beaucoup en viennent à oublier une vérité essentielle : de tous temps et dans toutes les cultures, aussi loin que nous puissions remonter dans l'histoire, les cosmétiques ont aussi eu pour but d'être de véritables transmetteurs de merveilleux au quotidien. Alors laissez-vous charmer par la sensorialité de votre produit préféré et par l'histoire qu'il raconte, pourvu que celle-ci soit authentique !

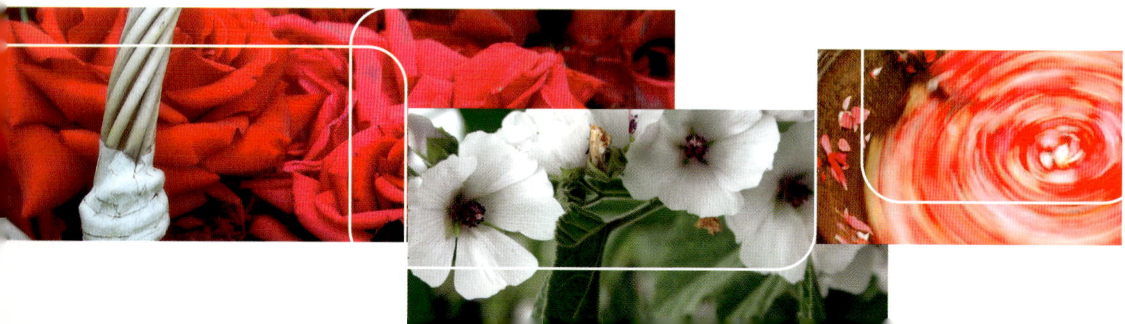

Les jardins de beauté

C'est ici que tout commence et que la cosmétique naturelle se nourrit de vraie beauté. Silence lumineux de l'instant, magie créatrice de l'ombre, on assiste à une alchimie ultime dans les jardins qui vivent au rythme des méthodes ancestrales : choix des plantes, macérats, digestions, concentrations qui utilisent le soleil, la lune, l'ombre et la lumière et les mouvements humains comme catalyseurs chimiques naturels : des énergies gratuites et saines qui évitent le recours aux douteux additifs de synthèse, émulsifiants, colorants…

Plusieurs fabricants cultivent avec amour leur jardin de plantes en biodynamie ou culture biologique dont sont issues les précieuses propriétés utilisées dans les cosmétiques (Dr Hauschka, Sanoflore, Vie'Arôme, Weleda, les Douces Angevines, Florame…).

Les Douces Angevines cueillent à la main les plantes de leur jardin sauvage au bord du Loir en Anjou, véritable herbier vivant inspiré du jardin médiéval « de bonne femme » qui fait croître ensemble l'hortus (plante potagère) et l'herbularius (plante médicinale ou simple). Elles les transforment artisanalement en fluides précieux avec pour seule énergie de lentes manipulations humaines et les forces douces et dynamisantes de la lune et du soleil.

En parallèle à son activité d'aromathérapeute, Nelly Grosjean cultive un jardin expérimental sur le modèle des carrés de simples dans la plus pure tradition des moines du Moyen Âge.

Les laboratoires Wala (cosmétiques Dr Hauschka) produisent en agriculture biodynamique, dans le Jura souabe, sur près de 5 hectares, plus de 160 espèces de plantes médicinales pour la fabrication des préparations du groupe (médicaments, cosmétiques), soit 5 000 kilos de plantes fraîches par an.

La culture des plantes médicinales chez Weleda est également pratiquée en biodynamie sur deux sites dans le sud de l'Alsace. Pour garantir une matière première saine et riche, il faut se rapprocher le plus possible des conditions naturelles de la plante sauvage, afin de conserver son potentiel

Photos ci-contre : © Dr Hauschka

thérapeutique et sa concentration en principes actifs. Une centaine de plantes médicinales très variées sont ainsi amenées à cohabiter. En périphérie des jardins, on a recréé un biotope naturel : des haies aux essences d'arbres très diversifiées permettent aux oiseaux et aux insectes de s'y reproduire.

Sanoflore a développé il y a vingt ans, sur les pentes du Vercors, un jardin expérimental pour cultiver en agriculture biologique des plantes aromatiques et médicinales et en extraire les huiles essentielles. L'entreprise maîtrise tous les métiers de la filière, de la mise en culture au produit fini : production, distillation et création de gammes cosmétiques.

Qu'est-ce que l'agriculture biodynamique ?

La biodynamie a en commun avec l'agriculture biologique de supprimer les pesticides et les engrais chimiques. Dans ce mode de culture mis au point en 1924 par le Dr Rudolf Steiner (le père de l'anthroposophie), le jardin est un cercle fermé ou semence ; compost et terre d'ensemencement sont pour une large part produits in situ. Ce qui implique la recherche d'un équilibre entre la surface des terres cultivées, les prairies et les animaux.

L'agriculteur en biodynamie agit en tant que « médecin traitant » de la terre, qu'il cultive et non qu'il exploite – contrairement à l'agriculture industrielle. À doses infinitésimales, un peu selon les principes homéopathiques, il utilise des préparations d'origine minérale, végétale et animale spécifiques qui redynamisent la terre, la soignent de ses pollutions et la rendent à nouveau sensible et réceptive.

Pour la transformation des plantes, le travail manuel est essentiel ; qu'il s'agisse d'ensemencement ou de récolte, les jardiniers travaillent avec les rythmes de la nature. Les périodes de travaux et d'emploi des préparations sont choisies en fonction des cycles lunaires, de la position des constellations mais aussi du moment de la journée. Il en résulte des plantes saines, robustes et dynamisées, très riches en principes actifs.

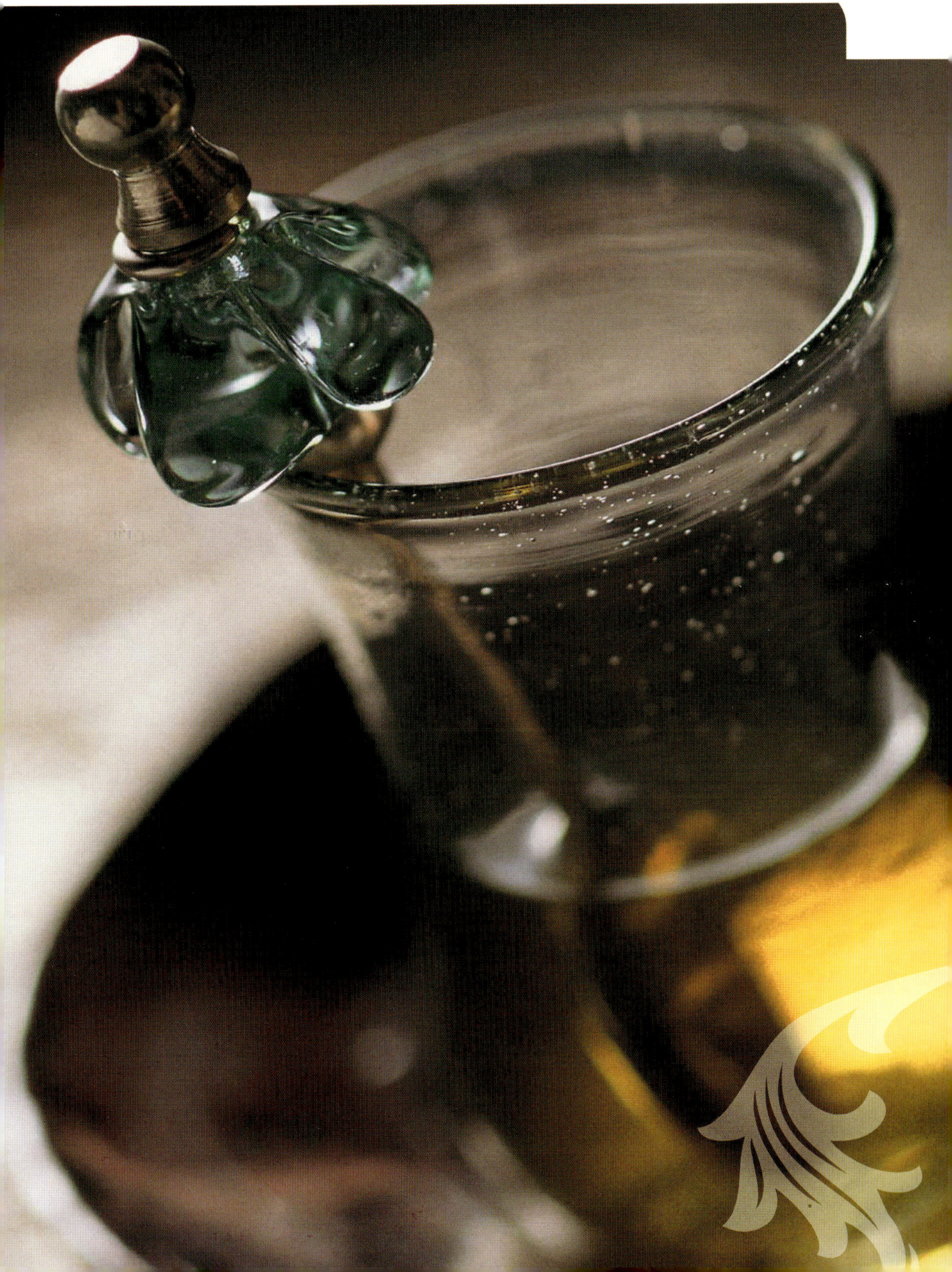

Plonger avec délice dans la cosmétique bio

Les étiquettes nous renseignent sur la composition d'un cosmétique. Soit. Mais un produit de beauté s'essaye, se ressent, s'accompagne de gestes et rituels de beauté qui lui sont propres. La magie, le rêve, l'imaginaire sont les mots-clés qui permettent d'entrer en résonance avec le public consommateur d'aujourd'hui, et les marques ne s'en privent pas.

Les cosmétiques bio y viennent également et leurs compositions, teintés d'actifs et végétaux issus du terroir français ou venus de l'autre bout du monde, ont réellement le pouvoir de nous faire rêver : une invitation au voyage, à la magie des simples, à de savoureuses gourmandises... Chaque soin raconte une histoire : une région, une plante, une tradition, en s'inspirant des vertus thérapeutiques et des rituels ancestraux qui en font toute la richesse. Pour notre peau, une protection rapprochée, une initiation à la douceur, à la régénération, à l'éclat avec une approche holistique du bien-être dont se régalent tous les sens et qui donne envie... d'y revenir. Un réel pouvoir de séduction des produits qui parlent d'eux-mêmes et qui suscite un vrai plaisir sensoriel.

Fleur d'immortelle bio ou d'edelweiss, fleurs de Bach intégrées aux cosmétiques qui apportent de la fraîcheur et de l'harmonie au regard, parfum naturel enivrant et envoûtant du gingembre, enrichi d'huiles essentielles de cannelle, d'ylang-ylang ou d'autres ingrédients gourmands (beurre de cacao, de pêche, canne à sucre, sésame, miel...) qui se lovent avec onctuosité au cœur des soins.

Les produits répondent aux doux noms de « caresse herboriste », « secret botanique », « aube d'été » ou « magnifica ». Silence, on pause... pour un masque au lys blanc, à la mauve, à la rose aux actifs lissants, adoucissants et régénérants.

Toute l'offre cosmétique biologique s'est développée récemment à travers une réponse plaisir et découverte. Grâce aux progrès et efforts portés sur la recherche scientifique végétale, les fabricants ont peaufiné et décliné leur gammes, conjugué les senteurs des huiles essentielles de façon plus subtile,

fait intervenir des « nez » pour jouer sur toutes les palettes olfactives, retravaillé et offert des textures confortables pour les rendre plus agréables au toucher, à l'application… le tout dans une optique obligatoire d'efficacité. Et on plonge désormais dans les textures bio avec plaisir et volupté.

Chaque soin repose sur une synergie de plantes, d'huiles végétales, biologiques, riches et actives, cires végétales et infusions de plantes, d'huiles essentielles destinées à donner du confort et de la souplesse à notre peau. C'est avec de l'aloé vera, de la camomille ou du calendula qu'elle s'apaise et se régénère, avec les précieuses facultés émollientes des huiles végétales qu'elle se nourrit, se tonifie, avec la délicatesse des eaux florales comme celle de la fleur d'oranger qu'elle devient douce et se déstresse. Ou bien encore avec l'huile essentielle du tea tree ou celle du citron qu'elle se purifie.

L'alchimie des plantes sur un air de cosmétique est au cœur de gammes rythmées, ponctuées d'ingrédients d'ici et d'ailleurs où chaque plante, chaque fleur, chaque huile essentielle, chaque extrait de fruit a été pensé pour se décliner en compositions étonnantes et originales.

Textures moelleuses, généreuses, crèmes fouettées, lotions alléchantes, gels, sérums, mousses, émulsions fluides ou riches, laits fondants, onguents et baumes… animent les doux rêves de nos cellules cutanées en bio. Le plaisir des yeux laisse place, à l'application, au plaisir tactile quand les produits sont formulés avec des matières naturelles et nobles, qui ont une « affinité » d'évolution avec notre peau.

Retrouver le bon sens des sens

Parce qu'elles sont évocatrices de souvenirs et d'émotions, les odeurs et senteurs du naturel sont parlantes et nous reconnectent… avec le bon sens des sens. Il existe une réelle interaction entre l'odorat et les émotions. Retrouver cette mémoire olfactive n'est pas anodin : elle vous plonge dans un certain état d'esprit qui va de la nostalgie au bien-être. Authentiques et profondes, subtiles, les odeurs du naturel nous font réagir, ne nous laissent jamais indifférents et ont des résonances en nous bien différentes de celles provoquées par les odeurs de synthèse. Pourquoi ? Il y a une espèce de reconnexion avec des odeurs qu'intrinsèquement on aurait connues il y a bien longtemps et que l'on a bien sûr oublié. On a tous, enfant, fait des balades à la campagne ou en forêt, mis les mains dans la terre, senti un fruit frais… Et on se retrouve un nez plein d'évocations où certains accords séduisent d'emblée.

Pour sophistiqué et délicieux que vous le trouviez, un parfum de synthèse au jasmin ne vous fera pas le même effet qu'une absolue de jasmin. C'est particulièrement vrai pour les produits de caractère (huiles, onguents, crèmes, baumes), qui osent afficher leur personnalité olfactive, presque une dissidence dans le monde formaté de la beauté. Et sans être cosmétologue, on peut sentir d'instinct s'il s'agit d'une vraie odeur ou non. Avec des produits comme l'andiroba, par exemple, qui sent fort, on a tendance à dire au départ que « ça sent le rance boisé », mais notre nez finit par le reconnaître comme un produit qui est bon. Et on y sent ensuite l'humus de la forêt, les noix un peu mûres…

« Il faut simplement guider les consommateurs. C'est un petit voyage initiatique au niveau des sens car on est formaté à ce qui sent bon, ce qui est beau, c'est-à-dire des textures blanches, crémeuses, et des odeurs aseptisées », indique Isabelle Trunkowski, créatrice de Forest People.

Pour le plaisir : la naturalité version néo-gourmande

C'est toute cette puissance d'odeurs mais aussi de réactions physiologiques du corps qu'offre une cosmétique réellement naturelle où la notion de beauté se fond avec celle du bien-être : les bénéfices sensoriels des produits, l'expérience retirée à l'application en font des moments tournés vers les sensations et les émotions. Loin des produits inertes, ce sont des promesses beauté, séduction, plaisir dotées d'une grande créativité sensorielle, généreusement gorgée d'actifs du monde entier et qui porte l'histoire des hommes.

Les couleurs, les formes, les aspects de surface sont les premiers déclencheurs d'émotions, par les sentiments, les souvenirs qu'ils évoquent. Et c'est à notre cerveau de faire le lien à la seconde entre plaisir visuel, plaisir olfactif et plaisir du palais, en une vertigineuse parabole. La vision étant évidemment un prélude à l'envie de toucher : passer un doigt furtif sur la crème vanille qui déborde puis le porter à sa bouche procède de la même gourmandise tactile qu'effleurer le moelleux d'une crème de beauté « appétissante » afin d'en enduire sa peau.

Toucher soyeux, fondant, granuleux, crémeux, huileux, ce sont des multitudes de capteurs neurosensoriels situés sous la pulpe de nos doigts (2 000 par centimètre carré !) qui nous autorisent les premières sensations éprouvées.

Analyse sensorielle : de la fonctionnalité au ressenti

La sensorialité est notre capacité à percevoir le monde qui nous entoure par le prisme de nos cinq sens et à intégrer ces sensations pour orienter notre action. L'autre façon humaine de se relier au monde environnant est de nature intellectuelle, par le raisonnement, la raison, la rationalité.

L'analyse sensorielle, discipline scientifique (et non hédoniste) utilisée pour mesurer, analyser et interpréter les caractéristiques d'un produit comme elles sont perçues par les sens (goût, odorat, vue, ouïe et toucher), a été introduite en cosmétique. La montée en valeur du bien-être et une nouvelle approche polysensorielle fait aujourd'hui considérer cette discipline non plus comme une technique permettant de mesurer les qualités organoleptiques des produits, mais comme un processus qui intègre tout ce que nos « sens » vont interpréter pour « donner du sens », plus axé sur le ressenti, les perceptions et le plaisir que sur les caractéristiques fonctionnelles des produits.

Le bio donne du sens à la cosmétique

C'est toute cette dimension polysensorielle que nous permettent de découvrir les cosmétiques naturels et bio dont on parle trop peu. Le regard, le toucher et l'odorat captent et développent un nouveau langage des sens pour des consommateurs en quête de bien-être, de plaisir, de rêve, d'inédit ou d'ailleurs… **Le naturel associé à des textures et des galéniques originales est porteur de découvertes et de surprises : parfums délicats et authentiques, goûts subtilement évoqués, couleurs chaleureuses, aspect et toucher évoca-**

teurs apportent un sentiment réconfortant de réalité et d'ancrage en même temps qu'ils sollicitent l'imaginaire.

À la source de vos créations cosmétiques : une sélection d'ingrédients intelligents et vivants, d'astuces de formulation et d'idées d'application pour donner du confort et de l'émotion aux produits, offrir des réponses personnalisées à même de faire vivre des expériences uniques.

Dans le naturel, on n'achète pas un produit, une marque ni un logo, mais une sensation. Régal des yeux, exaltation des sens, volupté retrouvée, péché mignon qui réveille nos papilles sensitives... dans cette parabole goût/odeur où la nature s'invite dans la luxuriance de ses fruits et la sensualité de leurs pulpes. Des cosmétiques qui picorent au creux de l'assiette de la beauté. Et on a souvent envie de dire « goûter » au lieu de « tester ».

On le comprend, effluves odorants et sensations savoureuses sont intimement liés, à tel point que notre cerveau conserve en bloc la mémoire des signaux olfacto-gustatifs mêlés, qu'il enregistrera durablement dans ses petites « boîtes à secrets », là où émergent nos pensées les plus affectives. Celles qui sont rattachées aux instants de félicité qu'auront suscité à travers le temps tantôt ces odeurs, tantôt ces saveurs. Rien d'étonnant à cela : dès qu'un produit effleure les lèvres, les substances volatiles qui s'en échappent excitent l'odorat en priorité. Une quête de stimuli positifs captés à la vitesse éclair par le concert de nos sens, vision et olfaction en tête.

Baumes fondants comme des miels parfumés qui se transforment sur la peau en huiles délicieuses, beurres cosmétiques à la chair juteuse de la mangue, du melon, au délicieux et irrésistible parfum du cacao, peau de pêche veloutée comme celle de l'abricot qui offre un plaisir gourmand à qui sait le déguster... la nature regorge de friandises végétales à déguster comme des « desserts » de peau. On pèche d'abord, on s'accommode avec le ciel ensuite !

Voyagez dans la généreuse exubérance des plantes, des fruits, des fleurs, des graines, écorces en version néo-gourmande qui vous offre un potentiel de vie inégalé dans une infinie variété de senteurs, textures, couleurs, sensations... Lotion tonifiante aux huiles essentielles de géranium et de thym, crème nutritive à base de nectar de fleurs et de camomille ou brume de rose hydratante à base de pétales… Poudre de bain lactée et soyeuse formulée à partir de poudres de riz et d'extrait de fleurs de frangipanier inspirée des secrets de beauté balinaise et javanaise…

Par leur mode de culture et de transformation, les plantes bio et les huiles essentielles gardent leur pleine vitalité olfactive et tout le bénéfice de la biosynthèse aromatique opérée avec le soleil. Expression olfactive texturée, profonde, féminine, nous voici dans la rondeur, la générosité, la lumière des notes qui se font sophistiquées… ou bien encore fruitées, vanillées, réconfortantes pour des souvenirs d'été enfouis. Incitation au voyage ou renvoyant au mystère de l'exotisme avec l'andiroba, l'urucum évoquant la moiteur fertile d'une forêt vierge, de la mousse, des racines et notes vertes humides.

Selon ses envies, ses goûts et inclinaisons, on peut rester sagement dans des textures blanches, crémeuses aux odeurs peu prononcées, ou bien s'aventurer vers la découverte d'une cosmétique de caractère : crèmes, élixirs, baumes, lotions, huiles parfumées et onguents délicieusement parfumés. Quand les baumes et huiles confort fondent délicieusement sur la peau, plaisir et émotions sont au rendez-vous. Très vite, on s'aperçoit que dès que cette association de produit pur et brut se retrouve en contact avec la chaleur naturelle de notre corps, elle s'intègre en parfaite harmonie avec la peau, qui reconnaît complètement que tout est bon à prendre. Et tout va être complètement absorbé.

Le parfum agit sur notre inconscient

Parfums, fragrances et arômes influencent directement notre équilibre psycho-émotionnel. Contrairement à celui des autres sens, le message olfactif n'accède pas directement à la conscience. Il entre dans le cerveau par le système limbique (cerveau reptilien), où il se colore aussitôt d'émotions et œuvre dans l'inconscience de nos goûts et inclinaisons. L'odorat est le seul de nos appareils sensitifs à ne pas pouvoir filtrer les informations qu'il reçoit et qui sont analysées par le cerveau souvent sans que nous en ayons conscience. Ce qui explique l'interaction entre les odeurs et notre comportement alimentaire, sexuel, émotionnel et endocrinien : l'odeur déclenche des réactions physiologiques à effet thérapeutique en induisant des réactions des systèmes respiratoire, sanguin, nerveux et neurovégétatif. Le cerveau peut alors déclencher une réponse comportementale appropriée (fuite, sourire, ravissement, séduction...) et une action spécifique sur l'organisme (énergétisante, calmante, relaxante...).

Les huiles essentielles intégrées dans les cosmétiques naturels et bio, dans des concentrations adaptées, à peine perceptibles ou très présentes, ne sont pas destinées à être des simples éléments de figuration olfactive ou agent de conservation. Utilisées dans les cosmétiques, en onction ou en friction sur la peau, elles ont une double action : sur la peau elle-même par leurs propriétés énergétisantes, équilibrantes et régénérantes, et sur notre cerveau olfactif qui permet d'influencer nos émotions, notre humeur, notre état pour réduire le stress par exemple, nous dynamiser ou favoriser la concentration.

Retrouver le savoir des anciens parfumeurs pour pouvoir dialoguer avec notre moi intime, c'est aussi le rôle des senteurs développées par certains fabricants de cosmétiques bio qui élaborent leurs gammes avec un travail de nez unique en harmonisant entre elles des milliers de molécules naturelles. Les senteurs habilement sélectionnées, extraites d'une plante saine, ne se contentent pas de provoquer une émotion de surface, vite oubliée, mais permettent d'agir en profondeur sur le psychisme de chacun pour une beauté encore plus authentique.

L'aromachologie ou l'art d'influencer nos humeurs

De nombreux résultats d'expériences établissent désormais ce que l'homme savait intuitivement depuis la nuit des temps : les fragrances jouent un rôle sur notre psychisme, sur la régulation des grandes fonctions vitales de notre organisme et même sur nos facultés intellectuelles. L'aromachologie, aspect récent de l'aromathérapie, étudie les effets des odeurs sur le psychisme et sur l'humeur en réponse à une stimulation olfactive. Au royaume des mille et une odeurs, cette discipline, qui vient des mots « arôme » et « psychophysiologie », nous offre un voyage dans des fragrances apaisantes et vertueuses, dynamisantes ou relaxantes : le citron et la menthe poivrée ont un effet stimulant, la noix de muscade, la sauge et la lavande calment, le romarin, le jasmin et la cannelle aident à la concentration, le cyprès rafraîchit…

Remis à l'honneur dans les années 1980 avec l'aromathérapie, le pouvoir des odeurs suscite aujourd'hui un intérêt nouveau face aux affections liées au changement de notre mode de vie et de notre environnement : pollution, stress, accélérations des évolutions technologiques… L'aromachologie s'adresse aussi bien à l'action des plantes odoriférantes, aux parfums, qu'aux aliments et aux parfums de synthèse utilisés à des fins commerciales (odeur de croissants frais, de café torréfié, de chocolat…).

Et s'il est un domaine dans lequel l'aromachologie a trouvé sa place, c'est celui du mieux-être. Déclinaison de produits cosmétiques à l'infini, diffusion d'huiles essentielles pour le confort de la clientèle dans les spas, les centres de thalassothérapie en Asie, en Inde, en Tunisie et au Maroc… "L'aromachothérapie" désigne, elle, l'art d'agir sur les émotions et l'équilibre corporel, grâce aux parfums naturels. Son but est surtout préventif des maladies du stress. En améliorant notre équilibre santé et notre bien-être général, elle lutte contre la fatigue, et améliore nos performances et notre qualité de vie. Elle contribue à restaurer l'équilibre du corps et de l'esprit, favorise l'élimination des tensions nerveuses, ou encore libère les blocages organiques dits "fonctionnels".

Des marques qui se démarquent

Allez à la découverte de ces nombreuses marques qui proposent des produits très différents d'un fabricant à l'autre (présentation, odeurs, couleurs, textures variées et diversifiées…), en version simple, intemporelle, fonctionnelle, indispensable, des recettes ancestrales ou exotiques revisitées, du haut de gamme tendance chic, du 100 % glamour, du quotidien pour toute la famille…

C'est souvent parce que les créateurs d'une marque souffraient de problèmes de peau qu'aucun traitement classique ne soulageait que sont nées des gammes entièrement naturelles spécialement conçues pour une tolérance maximale. C'est le cas de Thomas Haase, le fondateur de Logona, de la créatrice d'Alma Carmel, ou bien encore de Tautropfen, dont les gammes sont nées à cause de fesses de bébé irritées, ou encore celles de Purity Herbs, le fabricant islandais dont les produits ont été conçus par une naturopathe pour offrir une solution de remplacement naturelle aux corticoïdes.

En l'absence de problème particulier, c'est aussi parce que certains ont rapporté des savoir-faire traditionnels du bout monde (Amazonie, Afrique, Inde...), qu'ils voulaient partager avec l'Occident, que l'on trouve des gammes empreintes d'exotisme. Ou tout simplement parce que les femmes ne trouvaient pas sur le marché de produits répondant véritablement à leurs attentes (les Douces Angevines, Doux Me ou Care sont nés de ce constat).

Le monde des cosmétiques bio compte ainsi un grand nombre d'acteurs passionnés par la magie des plantes et dont c'est souvent l'aventure de toute une vie.

Outre-Rhin : la « cosmétique naturelle certifiée » du BDIH

La certification « cosmétique biologique », si elle est un gage de sécurité quant à la composition et au procédé de fabrication, n'est pas la seule à garantir la qualité d'un produit. La revendication « cosmétique naturel contrôlé », certifiée par le BDIH en Allemagne et portée par des marques pionnières, atteste également de ses origines, de son efficacité et de son innocuité. Le problème est que sous le qualificatif « naturel », non réglementé et donc largement récupéré à des seules fins marketing, ont été et sont encore réunies bien des prétentions qui ne sont pas toutes synonymes d'une culture respectueuse de l'environnement et du consommateur.

Précurseurs de l'agriculture biologique, les pionniers Dr Hauschka et Weleda, par exemple, qui travaillent en agriculture biodynamique (fondée sur l'utilisation de compost végétal et de plantes médicinales pour fertiliser la terre), intègrent également une très grande proportion d'ingrédients végétaux biologiques dans leurs gammes qui se présentent comme authentiquement naturelles. Le cahier des charges du BDIH, rigoureux, impose un cadre de fabrication des produits équivalent et similaire à celui du cahier des charges français sur les questions de fond. En revanche, le sigle « BDIH » souffre du déficit d'image dû à l'absence de la mention « bio » dans son appellation, véritable sésame aux yeux des consommateurs français.

La qualité des cosmétiques naturels contrôlés des marques allemandes et suisses (Dr Hauschka, Lavera, Logona, Weleda, Tautropfen, Santé...), sur lesquels repose une notion du naturel hautement qualitative, n'est pourtant plus à prouver. Des négociations engagées à l'échelon européen devraient permettre, à terme, d'uniformiser ces différents cahiers de charges et labels et d'offrir une meilleure lisibilité aux consommateurs.

Weleda et Dr Hauschka puisent leur inspiration dans la philosophie de l'anthroposophie initiée par Rudolf Steiner au début du siècle, visant à réconcilier l'homme et la nature. Le terme « anthroposophie » vient du grec anthropos (« être humain ») et sophia (« savoir », « sagesse ») et signifie « conscience de son humanité ». En complément de la médecine conventionnelle, la médecine anthroposophique cherche à cerner l'individu dans sa globalité, à connaître les causes physiques, psychiques et personnelles sous-jacentes aux manifestations pathologiques de la maladie. Les médicaments anthroposophiques en grande partie de type homéopathique stimulent les forces d'autoguérison, et incitent l'organisme à rétablir de lui-même l'harmonie et l'équilibre. Depuis 1921, Weleda développe et commercialise à travers le monde des préparations pharmaceutiques, diététiques et des produits de soins du corps élaborés à partir de substances naturelles issues de plantes médicinales cultivées en biodynamie selon les principes de l'anthroposophie.

Branche des laboratoires allemands Wala Heilmittel GmbH (médicaments homéopathiques et cosmétiques), la marque très "pensée" Dr Hauschka, qui fête ses quarante ans, est également un des leaders mondiaux des cosmétiques naturels. Son positionnement haut de gamme, ses méthodes de fabrication exclusives et son concept de soin unique en font une marque atypique qui s'est récemment « peopolisée ». La ligne cosmétique utilise depuis son origine des extraits de plantes médicinales sélectionnées pour leurs propriétés curatives transformées selon des procédés rythmiques naturels : alternance de polarités lumière/obscurité et mouvement/repos. Plus de quatre-vingts ans après sa mise au point, cette technique reste le procédé exclusif de fabrication Wala. Le concept de soin fondé sur une approche globale de la peau et de ses rythmes biologiques repose sur le principe de l'autocorrection propre à la marque (rétablir l'équilibre d'origine), qui traite le semblable par le semblable. Exemple : en soin de nuit, on préconise un produit aqueux à base d'extraits végétaux qui laisse la peau respirer et éliminer pendant son sommeil ; la peau peut ainsi surmonter ses faiblesses et ses excès. Autre exemple : la régulation des peaux grasses par l'apport de lipides incitant la peau à réduire sa propre production de sébum. C'est sur ce principe de traitement par similitude qu'agissent d'une manière générale tous les soins Dr Hauschka. Ce sont probablement ces particularités et la qualité des extraits végétaux liés au rythmes naturels, combinées à une démarche de santé globale, qui donnent le « teint » Hauschka : lumineux, affichant une belle transparence et un grain de peau affiné.

Issus de la mouvance bio, Logona et Lavera sont également de véritables institutions du soin naturel en Allemagne et proposent aujourd'hui de très larges gammes de produits. Lavera travaille à partir de plantes fraîches médicinales dont on extrait le « jus cellulaire » (calendula, camomille, mauve, réglisse et rose...) et propose, entre autres, toute une gamme de produits pour les sujets allergiques. Logona, créé il y a trente ans par le naturopathe Hans Hansel, extrait à froid des plantes médicinales (intensifiées par ultrasons) et a fait certifier l'ensemble de ses produits.

Le groupe Santé, qui arrive en France, est surtout connu pour ses maquillages, et Tautropfen, pour ses lignes de soins 100 % naturelles en qualité Demeter (agriculture biodynamique).

Une histoire porteuse d'avenir

En France, les généralistes et précurseurs du bio s'appuient sur une longue expérience de la phytothérapie et de l'aromathérapie et créent des synergies innovantes, avec des produits courants mais aussi des gammes plus ciblées et pointues.

Phyt's compte trente-cinq ans de passion pour la naturalité avec des gammes 100 % d'origine naturelle, exemptes de toute intrusion chimique, et fait preuve d'un fidèle attachement au concept de la « naturo-esthétique » relayé par un solide réseau de professionnels du soin cabine. Cette vision où beauté et santé sont étroitement mêlées (association de soins internes nutri-cosmétiques et cosmétiques) impulsée par son fondateur, Jean-Paul Llopart, anime encore fondamentalement l'entreprise aujourd'hui. Le groupe vient de lancer en pharmacie Gamarde, une marque de phytodermocosmétique destinée aux peaux sensibles, qui repose sur l'association des propriétés soufrées de l'eau thermale de Gamarde et celles de l'huile d'argan. Par ailleurs, Phyt's prend en charge la fabrication des produits Buigine Bio lancés récemment.

Depuis trente ans, le laboratoire Jacques Paltz est reconnu pour son expertise en aromathérapie grâce à ses formules riches en principes actifs naturels et biologiques. Une gamme complète de produits de soin certifiés biologiques qui se distingue par un haut niveau d'exigence qualitatif associant les huiles essentielles 100 % pures, naturelles et chemotypées (jusqu'à 5 % dans les formules), des huiles végétales vierges de première pression à froid, des eaux florales et des extraits phyto-aromatiques.

Depuis plus de vingt-cinq ans, le laboratoire Vie'Arôme, spécialiste de l'aromathérapie, propose des huiles essentielles aromatiques et hydrosols de culture biologique, des compositions aromatiques spécifiques formulées par Nelly Grosjean, des diffuseurs d'arômes, cosmétiques, savons et parfums de grande qualité.

Sanoflore, qui a rejoint en 2006 la division cosmétique active de L'Oréal, née en 1972 dans le Vercors, produit des matières premières végétales bio (plantes sèches, huiles essentielles, eaux florales), vient récemment de relooker sa gamme de cosmétiques et s'apprête à lui faire vivre un développement international. La gamme comprend un très fort pourcentage d'ingrédients bio.

Florame est spécialisé depuis vingt ans dans la production de matières premières aromatiques et des huiles essentielles majoritairement issues de l'agriculture biologique.

Implantée dans la garrigue ardéchoise, Melvita, qui élabore et fabrique depuis 1983 une très large gamme de produits cosmétiques naturels et bio, simples, confortables ou plus sophistiqués, a été l'un des premiers laboratoires certifiés par Écocert et continue dans cette optique.

Spécialiste des huiles végétales depuis 1989, Huiles & Baumes a développé un savoir-faire dans la beauté et le bien-être avec des lignes de soins : crèmes, huiles, sérums et baumes aux notes olfactives raffinées, et une large gamme de compléments alimentaires, beauté et bien-être.

B com Bio, arrivé plus récemment sur le marché, développe une gamme cosmétique et biologique pour le visage, le corps et les cheveux ciblée en s'appuyant sur son expérience antécédente dans les cosmétiques naturels.

L'entreprise Cattier, fondée par Pierre Cattier en 1968, un des instigateurs du courant harmoniste, offre aujourd'hui une large gamme naturelle et bio, agréable et douce pour tous les besoins.

Le Secret Naturel, issu des huileries Émile Noël, qui fabrique des cosmétiques naturels et bio sous la marque Oléonat, dont de très nombreux savons bio, s'attaque au circuit des instituts de beauté et parfumeries avec le lancement d'une nouvelle ligne de soins haut de gamme et complète, entièrement certifiée.

Eumadis, qui distribue notamment la marque Mosquetas, à base d'huile de rose musquée, et Dermaclay, a diversifié ses gammes, désormais déclinées dans de nombreuses combinaisons pour le corps et le visage.

Ils sont très nombreux à proposer des lignes de produits cosmétiques, fruit d'une longue expérience dans le domaine des actifs naturels.

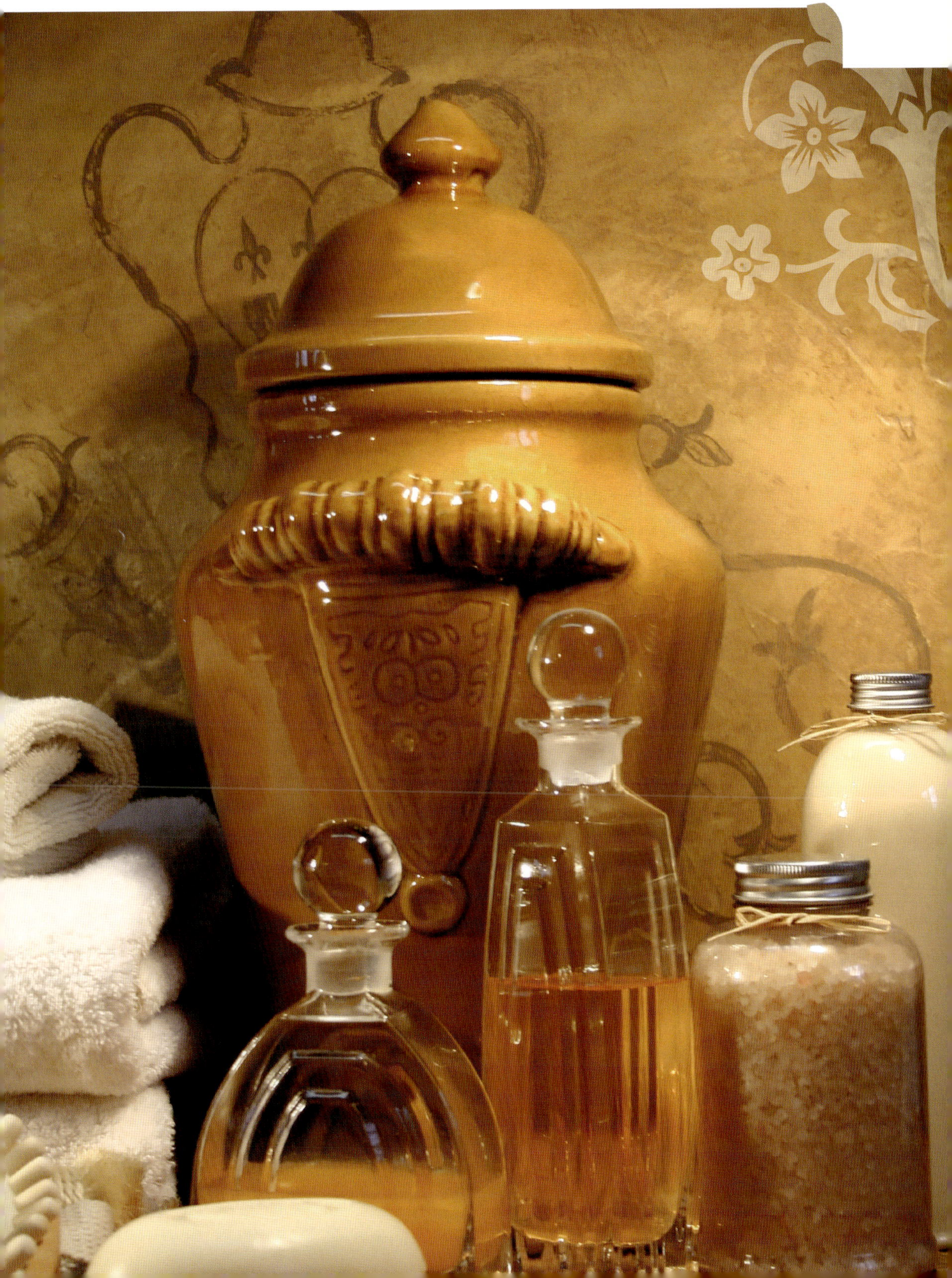

Tradition et modernité revisitées

Des fruits et légumes frais au menu de votre peau ? (concombre, tomate, pêche…) avec la gamme Alma Carmel, qui fait appel à la cryogénisation (broyage très fin des végétaux à une température de - 170 °C) pour en conserver intact l'ensemble des actifs.

Testez et adoptez des textures inédites comme celles des cosméto-fluides des Douces Angevines ; ni crèmes, ni huiles, leur texture fluide et leur fragrance aux vertus curatives transmettent en douceur à la peau et aux sens toute la richesse dynamisée des simples.

Goûtez à l'extrême onctuosité des lotions, bains et huiles sur base lavante ou hydratante végétale qui ont le goût de l'enfance et apportent des senteurs rares, comme celle de la lotion nettoyante biologique de Patyka, qui fond et se fond avec notre peau pour son plus grand bonheur. Ou encore celle à base d'aloé vera de Naturaloé.

Renouez avec les produits issus de la ruche et de la ferme, formulés à partir de miel, de propolis ou de lait d'ânesse frais et biologique dont l'efficacité et la magie opèrent toujours.

La rencontre entre le lait d'ânesse et la cosmétique. Elle remontre à plusieurs siècles et a donné naissance aux premiers secrets de beauté des reines d'Égypte. Connu pour ses vertus hydratantes et son effet tenseur, le lait d'ânesse, le plus proche du lait maternel humain, est idéal pour les peaux sensibles et dévitalisées et recommandé en cas de vieillissement prématuré ou de sécheresse de la peau. Riche en vitamines A, B1, B2, B6, D, C, E, en minéraux, oligoéléments, zinc, fer, calcium, potassium, phosphore, magnésium, acides gras polyinsaturés et biostimulines, c'est un excellent hydratant et assouplissant de la peau qui soulage les symptômes des pathologies cutanées comme l'eczéma, l'acné et le psoriasis. L'ânesse produit 1 à 1,5 l de lait par jour (60 litres pour une vache laitière), autant dire que c'est une denrée précieuse.

L'apiculture douce fondée sur le langage des abeilles. Pionnier de l'apiculture bio en France et des produits de beauté, soins et bien-être issus de la ruche (bio-apithérapie), Ballot-Flurin est issu de trois générations de médecins experts en médecine douce. Unique en France et dans le monde, cette méthode d'apiculture douce institue une collaboration inter-espèces entre l'humain et l'abeille, fruit généreux d'un dialogue empreint de respect mutuel bénéfique pour les deux parties : l'homme les aide à vivre leur vie d'abeille avec plénitude, elles acceptent en retour, sans aucune brutalité, de donner le meilleur d'elles-mêmes, c'est-à-dire des matières apicoles nobles d'une très grande pureté et richesse qui préservent toutes leurs vertus énergétiques et vibratoires.

Jusqu'aux cosmétiques du futur (mais déjà présents) à personnaliser au dernier moment à partir de poudres à réhydrater qui font leur apparition. Du « sur mesure » à créer en temps réel avec un spécialiste des cosmétiques naturels qui vous guide dans les formulations choisies suivant votre type de peau, vos goûts et aspirations du moment (poudre de romarin, de rose, d'amande…), auxquelles on ajoute une huile végétale de son choix, de la cire, des eaux florales et une ou deux gouttes d'huiles essentielles.

La naturalité à l'état pur, du haut gamme qualitatif, c'est nouveau, c'est chez Canzi à Paris, le professionnel et amoureux des cosmétiques bio (boutique, atelier, laboratoire de fabrication).

En passant par le glamour chic avec la marque Doux Me, créée par la Suissesse Caroline Wachsmuth, aromathérapeute, dont les produits se conservent dans la porte du réfrigérateur (facultatif).

Ou Patyka, ligne chic, sobre, épurée et haut de gamme, pionnière en matière de parfums biologiques formulés uniquement avec des essences et des absolues de fleurs, d'agrumes, de bois, de feuilles, de céréales et de résines issues de l'agriculture biologique. Des créations originales d'une qualité olfactive inédite, capturées dans un flacon à cabochon pour un retour au rituel de la parfumerie traditionnelle de luxe.

Ceux de Stella McCartney, qui a grandi dans une ferme écologique et qui séduiront également la génération tiraillée entre la Botoxmania et la conscience croissante des problèmes d'environnement.

Ou d'autres comme Kybio, qui accompagne l'application de ses produits d'un rituel de beauté inspiré du concept asiatique du ki, ou énergie vitale.

Vous cherchez des produits dermocosmétiques spécialement formulés pour les peaux sèches, sensibles ou intolérantes ? Tous les fabricants connaissent bien ce type d'inconfort cutané et certains en ont fait une spécialité, comme Aromatopia, Lavera et Gamarde.

Naturetis mise avant tout sur la fonctionnalité des produits avec un programme de soins modulable contenant un pourcentage très élevé d'ingrédients bio (de 16 à 99 %). La fleur de lys constitue la base de la gamme, que l'on conjugue à des huiles spécifiques suivant le type de peau. La « mise en beauté » des mains constitue également une spécialité de l'entreprise avec masque exfoliant, huile sèche nourrissante et baume protecteur.

Pour les puristes des produits 100 % sans conservateurs : Phyt's, Trautropfen, Lavera, Logona, Dr Hauschka, qui conjuguent différents éléments et systèmes de conservation suffisamment performants pour s'en dispenser.

Sans oublier les spécialistes des petits bobos, comme Dr Theiss, Aprolis, Ballot-Flurin, qui offrent toujours des produits simples et incontournables en y ajoutant de nouvelles gammes plus contemporaines.

Le Sens des Fleurs est la première ligne de soins cosmétiques qui « ont l'esprit » formulée à partir de **fleurs de Bach**. Extrêmement populaires outre-Manche, les fleurs de Bach s'inscrivent dans la pure tradition de la beauté à l'anglaise. Ces petites fleurs des champs auxquelles le médecin anglais Edward Bach a supposé qu'elles correspondaient, selon leur couleur, leur situation et leur apparence, à nos états émotionnels captent l'aura des fleurs et soignent en douceur les états d'âme. Au total, 38 fleurs ont été répertoriées et transformées en élixirs. Les fleurs épanouies marinent dans l'eau de source et l'imprègnent, sous l'action du soleil, de leur pouvoir subliminal. L'ensemble est ensuite mélangé à du brandy (on reste très anglais), puis est conditionné en petits flacons. Il suffit de déposer sur la langue quelques gouttes de la précieuse infusion pour bénéficier de son effet vibratoire. Il fallait y penser, allier et marier la subtilité des fleurs de Bach aux vertus de la cosmétique bio pour une meilleure harmonie corps/esprit. Dans la gamme le Sens des Fleurs, le plumbago, le pommier sauvage, le prunus, le saule et la dame d'onze heures ont été choisis pour la lotion purifiante afin de « se débarrasser de ses impuretés, quitter ce qui nous pèse et retrouver un esprit sain à travers une belle peau ». Le charme, le chèvrefeuille, la gentiane, le hêtre et la vigne sont intégrés dans une crème « de jour comme de nuit » pour « accepter sa beauté présente et laisser éclore sa réelle féminité ».

Parmi les nombreuses marques, on trouve aussi celles qui formulent leurs gammes à partir d'un ingrédient phare et y restent fidèles – l'argousier chez Flore Alpes ou le silicium organique chez Jade Recherche, par exemple.

Un épiderme atone à retendre de frais ? Conjuguez l'application de cosmétiques avec l'acupuncture à visée esthétique pour une autre « dimension » naturelle de la beauté. Clé des Champs crée un concept inédit en France inspiré de la médecine traditionnelle chinoise, où l'acupuncture vient s'inscrire en synergie et complémentarité d'une gamme de cosmétiques ciblés en fonction du rythme des saisons. Les femmes de la cour impériale de Chine entretenaient déjà leur beauté avec les petites aguilles d'or il y a plus de trois mille ans !

Une invitation au voyage...

À l'ancrage du terroir se superposent des appels au voyage et des aventures cosmétiques inédites pour ceux qui ont l'esprit de découverte. Si c'est votre cas, lancez-vous à l'assaut du monde et aventurez-vous vers des textures brutes et originelles, des odeurs intenses comme celle des baumes au jasmin de Forest People. Ou des soins de Terre d'Oc, qui mêlent les fleurs aux épices, les huiles aux céréales, pour en faire des soins délicats inspirés des secrets de beauté des princesses balinaises.

Arrêtez-vous en Islande, terre sauvage de geysers bouillonnants et volcans incandescents, où la nature déploie ses forces brutes dans une biosphère encore à ce jour préservée de la pollution, avec les produits de soins « naturellement bio » de Purity Herbs, fabriqués à partir de plantes médicinales aux vertus cicatrisantes et protectrices. De petites fioles en verre ou pots bagués de la violette tricolore qui rappellent les potions délicieusement désuètes d'antan dans les officines des apothicaires.

Certains se sont lancés dans l'aventure pour aller chercher des produits naturels au bout du monde.

Guayapi Tropical a pour vocation la reconnaissance et la mise en valeur de plantes de cueillette sauvage venues d'Amazonie et du Sri Lanka, commercialisées sous la forme de compléments alimentaires et de cosmétiques. Parallèlement, la société approfondit la recherche en phytothérapie sur ces territoires et établit avec les populations locales un contrat humain et commercial éthique. Parmi ses ingrédients-phares pour la forme, santé et beauté au naturel, souvent comestibles, on trouve le guarana, dynamisant et énergisant naturel autant physique que cérébral, l'urucum, condiment et cosmétique que les Indiens utilisent sur leur peau pour se protéger du soleil, d'où leur appellation de Peaux-Rouges. Antioxydant, antiradicalaire, on l'utilise aussi bien dans les plats culinaires ou boissons sous forme de poudres qu'en cosmétique comme préparateur de bronzage, sublimateur de teint, blush ou fard à paupières. Le borojo, plante de la forêt colombienne, nourrissant, émollient, régénérant en application cosmétique, peut également servir à la préparation de jus, de confitures et de vins. Découvert récemment, le crajiru est une plante astringente et détoxinante qui permet de purifier la peau et est parfaite pour les éruptions cutanées.

Chaque année, Forest People part à la rencontre des hommes et de leur savoir-faire. À l'origine de cette gamme de beauté bien-être biologique, équitable et écologique se nichent des savoir-faire ancestraux, des ingrédients puisés au cœur de la forêt et utilisés depuis toujours dans la pharmacopée traditionnelle. Des produits en provenance du bout du monde : l'arganier du Maroc, les huiles végétales d'andiroba, de copaïba et de péquia d'Amazonie, traditionnellement utilisées pour leurs vertus antidouleur, apaisantes, cicatrisantes, le beurre de karité du Burkina Faso, les huiles essentielles de Madagascar, où la biodiversité et le climat ensoleillé de l'île permettent d'obtenir des huiles d'une extrême qualité. L'idée forte de Forest People était de revenir à l'essentiel au travers de textures intenses et originelles : des huiles, des baumes et beurres végétaux composés d'huiles végétales et d'huiles essentielles, pures ou en synergie. Pourquoi du brut ? Afin de ne pas dénaturer le message des plantes et de surprendre nos sens. Plaisir et ressenti sont immédiatement au rendez-vous, intimement liés sans doute à cette notion de qualité intrinsèque d'un produit harmonieux et vivant, qui communique à la fois par son parfum et ses effets.

Arnaud Ruel, responsable des laboratoires Arcana (Omoyé), diligenté en Afrique pour creuser des puits d'eau à destination des organisations humanitaires, a été saisi par l'étonnante beauté des femmes de la tribu Ibo qui, quel que soit leur âge, gardent une peau ferme. Il a aussi remarqué qu'elles se massaient continuellement le corps avec une sorte d'onguent. Pour fabriquer ce produit, les femmes Ibo récoltent des végétaux, des racines et des graines, qu'elles distillent pour obtenir des huiles essentielles et les transforment en baume. Incapable de trouver la formule seul, Arnaud Ruel supplia le chef du village de lui livrer le secret de la fabrication de cet onguent magistral du nom de la belle Omoyé. La formule africaine a été retravaillée pour être adaptée aux attentes occidentales et est désormais disponible dans une version bio.

Photo ci-contre : © Guayapi

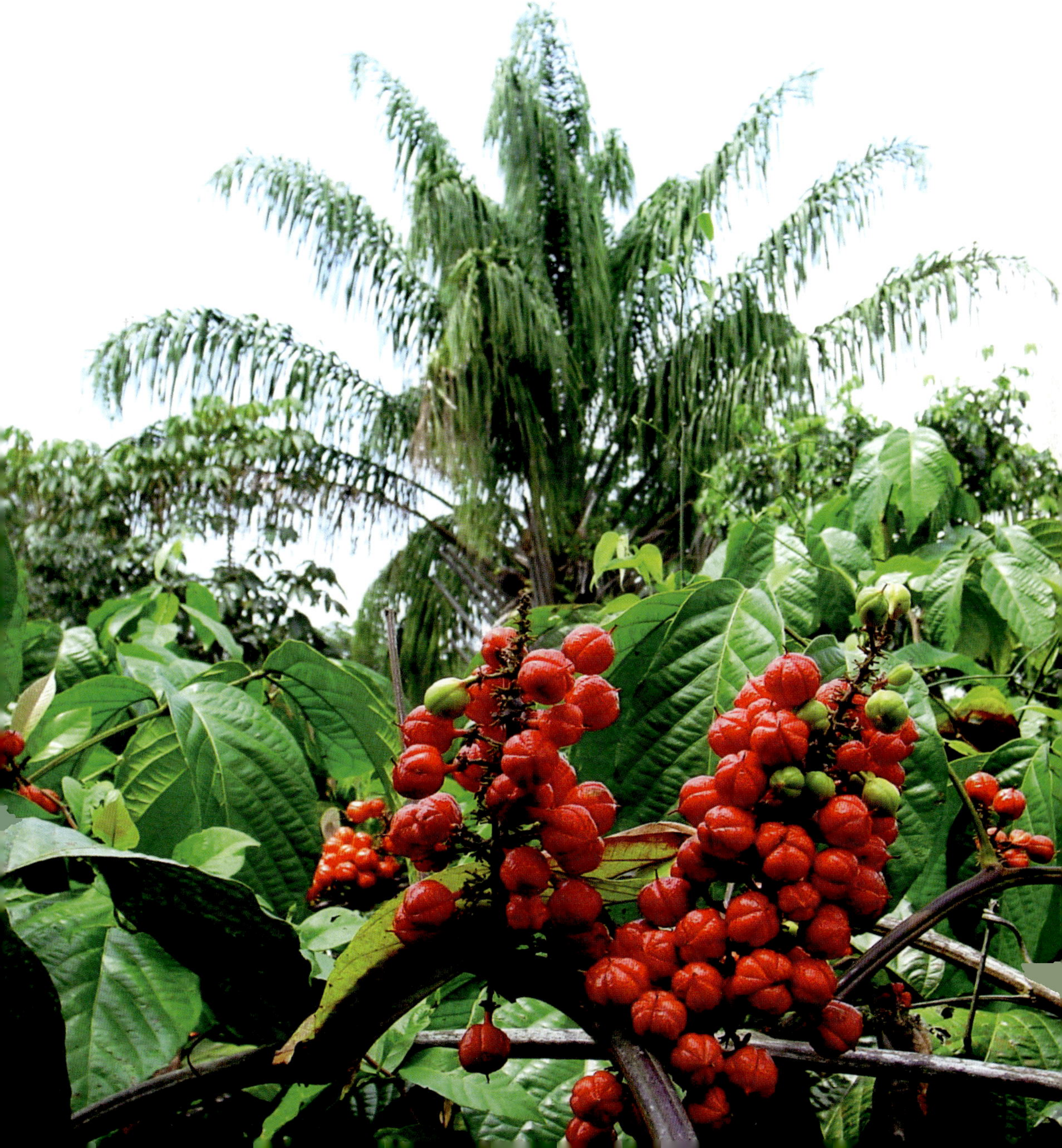

Pour une peau sans souci : le souci des jardins.

Cette fleur a de multiples propriétés, et notamment celle de permettre la régénération et la protection de la peau tout en douceur. Elle figure souvent dans les gammes bio pour bébés et pour les peaux sensibles.

Il faut en moyenne 200 kilos de plantes pour obtenir 1 litre d'huile essentielle.

Et beaucoup plus pour certaines variétés. À titre d'exemple, pour obtenir 1 litre d'huile essentielle, il faut :

- 100 kilos de lavande
- 7 tonnes de mélisse
- 4 tonnes de rose
- 1 tonne de verveine
- 3,3 t de violette

Le parfum envoûtant de l'ylang-ylang et du patchouli fait voler les papillons à l'envers !

Chez les humains, l'effet est moins renversant, mais on prête à ces deux plantes de grandes propriétés aphrodisiaques. Parmi les huiles essentielles aux vertus similaires, on compte celles de cannelle, de céleri, de genévrier, de clou de girofle, de menthe poivrée, de néroli, de rose, de sarriette, de verveine… dont le nom nous fait nettement moins rêver.

Le saviez-vous ?

L'odeur de la lavande est appréciée à 85 % dans le monde, quels que soient les continents.

En tête du hit-parade des odeurs, il n'y a guère que la rose qui l'égale. La raison est simple : calmante, relaxante, apaisante, la lavande répond à un besoin fondamental de nos sociétés contemporaines. Dans le parfum naturel, les odeurs sont actives et les arômes transmettent une information à effet fonctionnel : quand on aime une odeur, c'est parce qu'elle correspond à un besoin et qu'elle est bonne pour notre santé.

Les huiles essentielles ont aussi leur « cru ».

Nelly Grosjean, aromathérapeute, rappelle que « tout comme le raisin d'une même région donne des crus différents, les huiles essentielles d'une même appellation donnent aussi des "crus" différents : odeur, arôme, composition des éléments. L'origine de la plante distillée est précieuse car elle donne avec son cru ses propriétés. »

Les huiles essentielles de vétiver, patchouli et palmarosa ont la capacité de tuer les champignons pathogènes des pieds ou des aisselles.

Elles respectent la flore saprophyte, et en plus elles sentent bon.

Les fruits orangés de l'argousier contiennent une huile riche en nutriments essentiels.

Vitamines antioxydantes A et E, acides gras essentiels (oméga-3, 6 et 9), stéarine, acide palmitoléïque, minéraux... en font une huile complète pour protéger l'élasticité de la peau et augmenter ses facultés de régénération.

Le saviez-vous ?

Une plante sauvage qui pousse sur un terrain qu'elle a choisi elle-même est plus active et plus robuste qu'une plante cultivée.

Pourquoi ? Parce qu'elle a dû lutter pour s'adapter à un environnement où foisonne la concurrence, faire face au froid, à la sécheresse et à diverses agressions. Cependant, les conditions favorables à la croissance de chaque espèce peuvent être réunies dans le cadre d'une production gérée par l'homme.

Le cannabis a des vertus cosmétiques stupéfiantes. L'huile de chanvre, la « plante des pauvres », fait son grand retour en cosmétologie.

Cette huile très riche, bien entendu dénuée de substances psychotropes (THC), a des vertus étonnantes sur la peau, comparables à celles de l'huile d'onagre : elle régénère, nourrit, apaise tout ce qui brûle, gratte, démange, soigne et régule la sécheresse cutanée, lutte contre la couperose et les problèmes de microcirculation et convient à tous les types de peaux. Sa teneur équilibrée en acides gras essentiels oméga-3 et oméga-6 en fait un antioxydant naturel en cure interne.

Les jeunes pousses d'orge verte sont extrêmement riches en vitamines, minéraux et enzymes qui accélèrent le renouvellement cellulaire.

Elles sont hautes de 10 à 15 centimètres lorsque la plante se trouve au stade de feuille avant la formation des graines. En cure interne, elles apportent un regain d'énergie et de tonus.

Le saviez-vous ?

Un végétal inattendu en cosmétique : la truffe !

Y compris la truffe noire du Périgord ! Ses fonctions ?
C'est l'arme absolue de la lutte anti-poils, car là où la truffe se niche, nulle végétation ne pousse ! Lorsque la truffe a colonisé les abords d'un arbre, elle inhibe la germination des végétaux dans un rayon de 2 à 3 mètres. En cosmétique (appliquer après épilation), cela donne des réducteurs de densité pileuse : amoindris, moins nombreux, peinant à pousser, les poils ont du mal à refaire surface.

Sous les neiges de janvier dans l'île d'Oshima, au Japon, la première fleur qui éclot est la fleur de camélia.

Ses fleurs somptueuses deviennent des noix dont on retire à l'automne une huile précieuse, l'huile de camélia, antioxydante, qui lisse et fortifie la peau fine sans l'alourdir.

L'immortelle, plante mythique, ne fane jamais, même après avoir été cueillie.

D'où le secret de son éternelle jeunesse.

Les protéines de riz agissent comme le collagène végétal.

Elles stimulent l'activité des fibroblastes de la peau ;
elles ont un effet tenseur et restructurant.

Grâce au duvet blanchâtre qui le recouvre entièrement et qui fait penser à du feutre, l'edelweiss se protège contre les rayons UV particulièrement intenses et les fortes variations hygrométriques.

On la retrouve notamment dans les gammes solaires.

Le saviez-vous ?

L'huile de figuier de Barbarie est un excellent actif cosmétique.

Extraite du fruit peu engageant à l'état brut (ça pique), riche en oligoéléments (zinc, cuivre, sélénium, magnésium, calcium) et en anti-radicaux libres (flavonoïdes), cette huile est comparable à l'aloès, qui participe activement au renouvellement cellulaire et à la tonicité de la peau.

Le silicium organique, dont le taux diminue avec l'âge, stimule la croissance des fibroblastes et la synthèse de l'élastine et du collagène.

Il possède une action hydratante par un effet réservoir de molécules d'eau disponibles dans les couches cutanées et une action antiradicalaire.

L'huile de copaïba, issue directement de la résine de l'arbre, est connue en Amazonie pour ses vertus traditionnelles cicatrisantes, antibactériennes et astringentes.

Elle convient particulièrement aux peaux jeunes.

Des actifs anti-calvitie

Au Japon, différentes études ont montré qu'un extrait d'amacha (nom japonais de l'hortensia) favorise la pousse des cheveux. De même, une équipe de chercheurs japonais a isolé une procyanidine B2 extraite de la pomme et qui s'est avérée posséder d'intéressantes propriétés stimulantes sur la pousse des cheveux lors d'une étude clinique sur 29 sujets de sexe masculin. Toujours au pays du Soleil-Levant, le wasabi (raifort japonais) est employé en cosmétique dans des formules hydratantes et les shampooings antipelliculaires.

Le saviez-vous ?

Algues et cosmétiques : une combinaison gagnante.
En 1904, le biologiste français René Quinton a révélé la similarité entre le milieu marin et le plasma sanguin. C'est peut-être l'une des raisons de l'excellente affinité des extraits d'algues avec l'organisme, et notamment avec la peau. Grâce à une composition riche et équilibrée en actifs, les algues constituent une excellente source d'acides aminés, d'acides gras essentiels, de vitamines, minéraux et oligoéléments qui stimulent, revitalisent et régulent l'épiderme. Dans la lutte anti-capitons, l'iode des algues agit localement sur le métabolisme lipidique et contribue à cet effet anti-graisse (lipolytique). Pour une efficacité maximale, on peut y associer des huiles essentielles drainantes, notamment de genévrier, lavande, romarin, citron, cyprès toujours vert...

Sans âge, ces anti-âge !

L'aloès, connu depuis l'Antiquité pour ses propriétés cicatrisantes, reminéralisantes et antiseptiques, aide à la reconstruction des tissus abîmés tout en leur apportant une hydratation, et permet de lutter contre les signes du vieillissement cutané.
Le miel est hydratant, émollient, tonifie et nourrit les cellules cutanées et favorise leur multiplication. La propolis stimule les processus de cicatrisation, et est dotée de propriétés antibactériennes et cicatrisantes.
La gelée royale contribue à rajeunir les traits du visage, redonner de l'éclat à la peau et réduire les taches de pigmentation.
Le pollen exerce une activité calmante, nutritive et stimulante cutanée.

Des réponses sans fard à toutes les questions que vous vous posez sur les cosmétiques naturels et bio

Pourquoi les marques de cosmétiques naturels et biologiques sont-elles encore si peu connues ?

Ce sont les marques de cosmétiques conventionnels qui investissent massivement en pub et en médias. Face à de tels « poids lourds », la cosmétique bio a du mal à se faire entendre. Les budgets des marques bio sont essentiellement consacrés à la recherche qualitative produits et au service à la clientèle plutôt qu'aux dépenses démesurées du marketing. Mais la démocratisation des cosmétiques bio est en marche : médiatisation accrue, augmentation du nombre de marques et de produits, multiplication et ouverture vers de nouveaux réseaux de distribution : parapharmacies, instituts de beauté, sites Internet.

En quoi un produit cosmétique naturel ou bio a-t-il plus d'affinités avec notre peau ?

L'écosystème cellulaire de notre organisme fonctionne au mieux de ses possibilités lorsqu'il « reconnaît » des molécules extérieures familières présentes depuis toujours dans notre environnement et avec lesquelles il a une intimité d'évolution. C'est le cas des huiles végétales, extraits de plantes, hydrolats, cire d'abeille, argile... De plus, ces produits cosmétiques ne contiennent peu ou pas de contaminants (pesticides, métaux lourds, ingrédients chimiques nocifs à court ou long terme), qui peuvent provoquer des allergies et des intolérances. Tout ce qui est bio et naturel va pouvoir être assimilé et dégradé par la peau par des voies métaboliques et fournir en se dégradant du carburant ou des éléments constitutifs stimulant la vie cellulaire. Dans le cas d'un contact avec des molécules de synthèse, le corps, qui ne peut les métaboliser, va soit les éliminer, soit les stocker dans les tissus, et des conséquences inattendues peuvent survenir (irritations, réaction d'intolérance, allergies...). Les ingrédients naturels contiennent des molécules organiques que les enzymes courantes sont capables de catalyser et qui sont éliminées naturellement de notre corps sans incidence sur le métabolisme (comme le sont les aliments). Les produits chimiques (ou xénobiotiques) ne sont pas reconnus par les enzymes courantes ; soit ils sont éliminés sous forme intacte, soit ils induisent des modifications du métabolisme hépatique (on parle d'inducteurs enzymatiques), soit encore ils s'accumulent dans l'organisme. Or, les effets toxiques à long terme de cette accumulation ne sont pas évalués.

En quoi les extraits végétaux utilisés dans les cosmétiques conventionnels ou bio sont-ils différents ?

Bien sûr, on trouve aussi des extraits végétaux dans les produits classiques, mais la plupart du temps, pour des raisons de coût, ces ingrédients sont intégrés en faible proportion, et en plus ils subissent une série de traitements dénaturants, pour en tirer le meilleur rendement quantitatif. Les huiles essentielles sont diluées ou recréées synthétiquement, les huiles végétales sont raffinées, chauffées outrageusement ou extraites par solvants, l'argile est irradiée, les plantes sont passées aux rayons ionisants avant de subir moult manipulation ; au final, ces ingrédients végétaux sont totalement dévitalisés. Il ne faut pas perdre de vue que la qualité de la plante et la méthode d'extraction sont déterminantes puisqu'elles sont à l'origine de la richesse des molécules actives dans les produits finis et de leur efficacité.

Pourquoi les ingrédients végétaux utilisés dans les cosmétiques bio sont-ils qualitativement supérieurs ?

Dans les cosmétiques naturels, c'est avant tout la qualité des ingrédients qui prime : des huiles essentielles, des huiles végétales, des plantes et différents éléments utilisés certifiés bien souvent par l'adhésion à une charte de qualité. Les huiles essentielles sont 100 % pures et naturelles, biochimiquement définies, les huiles végétales sont de première pression à froid et les plantes n'ont pas subi de traitement. Tous ces composants sont utilisés dans leur in-

tégrité (totum) sans avoir eu recours à des transformations agressives à l'aide de produits polluants et toxiques. Ils sont parfaitement reconnus par la peau et y pénètrent avec toute leur vitalité, sans aucune chimie pour amoindrir leur efficacité. Les composants choisis, dosés, agissent en parfaites harmonie et synergie, et particulièrement les huiles essentielles si polyvalentes.
Une substance active, identifiée dans le totum d'une plante, a sur l'organisme un effet supérieur à cette même substance obtenue par chimiosynthèse, le corps utilisant les éléments dont il a besoin et rejetant le surplus. Cette notion d'équilibre physiologique rend compte à la fois d'une meilleure assimilation possible et de la limitation, voire de l'absence d'effets secondaires.

Les cosmétiques pénètrent-ils la peau ?

D'un point de vue législatif et pour les distinguer des produits médicaux, les cosmétiques ne sont pas autorisés à franchir la barrière cutanée ni les couches superficielles de l'épiderme, auquel cas ils passent dans la catégorie « médicaments » et nécessitent une autorisation de mise sur le marché.
Mais en réalité la peau n'est pas une barrière infranchissable et complètement étanche. C'est un filtre irrigué par le système sanguin au travers duquel les actifs pénètrent, tout comme les toxines. Les huiles essentielles, par exemple, s'y diffusent très rapidement, et d'autres substances moins bénéfiques, impossibles à assimiler et à métaboliser par l'organisme, vont y être soit éliminées, soit stockées.
La publicité des cosmétiques à ce sujet est parfois ambiguë, voire trompeuse, et on mesure d'emblée l'écart entre le cosmétique « réglementaire » et les discours des laboratoires sur les prétendues « actions en profondeur ». Pourquoi y aurait-il alors autant de revendications antirides, d'effets minceur affichés ?

Mais que peut-on reprocher aux cosmétiques conventionnels ?

On peut leur reprocher deux choses : d'abord, cette dérive vers les formules chimiques pour lesquelles l'intérêt de la peau passe en dernier critère, les premiers étant l'onctuosité, le parfum, la couleur, le bas prix des matières premières pour une production de masse standardisée. Nombre de ces matières premières sont des résidus de l'industrie chimique pétrolière et de l'agroalimentaire. Une gamme courante est composée, si on fait abstraction de l'eau, de 80 à 95 % de substances chimiques synthétiques (paraffine, vaseline, silicones, émulsifiants, conservateurs, principes actifs...). La cosmétique chimique tire ainsi la qualité vers le bas, mais propose aussi des compositions aberrantes : plus de 80 composants listés dans un produit d'une marque qui se dit naturelle !

Pourquoi parle-t-on désormais de la **toxicité potentielle** de certains composants de cosmétiques dont on se sert aveuglément et avec confiance depuis trente ans ?

Parce que l'industrie cosmétique garde et protège ses formules comme des secrets d'État et que les industriels n'ont aucun intérêt à afficher l'éventuelle toxicité de leurs produits. D'autre part, changer de paradigme et de formulation implique de fortes contraintes économiques et financières que ne sont pas prêtes, ou ne veulent pas, absorber la plupart des marques. Il leur est donc difficile de faire machine arrière.

Deux ou trois coups d'éclat médiatiques, l'émission Envoyé spécial de France 2 en 2005, les tests Que Choisir et la campagne Cosmétox de Greenpeace en 2006 ont servi de détonateur et fait tomber le côté sacrément sacré du monde de la beauté. En toile de fond, les consommateurs ont découvert une autre offre, une alternative de qualité avec les cosmétiques bio et naturels contrôlés, sortis de l'ombre depuis leur labellisation dans les années 2000.

Ces formulations chimiques présentent-elles **des dangers, des effets indésirables** pour la peau et la santé en général ?

Il est difficile de répondre d'emblée à cette question. Tout simplement parce qu'il est impossible d'établir le profil d'un produit qui contient plus de 20 molécules différentes : au plan toxicologique, c'est une aberration[1]. La plupart des substances extérieures à l'organisme peuvent provoquer des allergies. Mais l'allergologue qui est confronté à de tels mélanges se trouve face à une sacrée colle s'il doit identifier la molécule qui en est à l'origine. Car on ne peut rien savoir sur les interactions qui se produisent dans une « soupe chimique » contenant jusqu'à 80 molécules ! Ces produits ne sont certes pas toxiques aux doses employées. Mais ce qui est mal évalué, c'est l'accumulation de ces molécules dans l'organisme, qui finit par être préoccupante. On trouve des parabens dans le dentifrice, le déodorant, le shampooing, la crème pour le visage, le lait corporel… On peut tous les utiliser dans la même journée. On ne connaît pourtant pas les effets de cette exposition répétée et durable sur de très longues périodes. Les études les plus longues qui sont faites sur des rongeurs se déroulent sur deux ans. Qu'en est-il pour l'être humain sur vingt, trente ans ? On fait classiquement des études sur un ou deux produits, mais la dangerosité vient de leur pluralité. C'est dans ce cadre que l'on suspecte des effets mutagènes, cancérigènes, des incidences conduisant à des maladies dégénératives et autres.

Est-ce que les risques sont réels ?

Entre le discours rassurant des autorités sanitaires et les mises en garde des associations de consommateurs et des scientifiques, il est difficile de se faire une idée juste des risques encourus. Les études, qui se contredisent au gré des commanditaires, prennent souvent beaucoup de temps. Dans le doute et sans virer à la psychose sécuritaire, si on est sensible, mieux vaut adopter un principe de précaution et découvrir des solutions de remplacement naturelles et de qualité. Les composants les plus dangereux sont déjà inscrits sur des listes rouges et interdits. D'autres paraissent douteux et suspects et sont à l'étude. Ce que craignent les scientifiques, ce n'est pas l'emploi isolé d'un composant, mais l'accumulation de plusieurs substances qui interagissent entre elles et ont un effet cumulatif (effet cocktail). La notion de toxicité est à envisager sur la durée, et c'est la chronicité qui est à craindre.

[1] Sylvie Hampikian, pharmaco-toxicologue
et auteure de "*Créez vos cosmétiques bio*, ÉD. TERRE VIVANTE, 2007

Si c'est autorisé, c'est donc que ce n'est pas dangereux ni nocif ?

Si c'est autorisé, cela veut dire que l'on recourt à une liste de substances autorisées où celles qui ont été reconnues comme les plus dangereuses ont été interdites, mais aussi que la nocivité de certains composants existants n'a pas été encore prouvée. Cela peut prendre de très nombreuses années avec de coûteuses études et il faut garder à l'esprit que de très gros intérêts économiques sont en jeu.

Tout le système de réglementation des cosmétiques repose sur la notion de « seuils acceptables » (proportion et concentration de composants) et de « risques maîtrisés » pour la santé humaine (c'est la dose qui fait le poison), y compris pour les substances controversées. Les associations de défense des consommateurs, les associations environnementales et les scientifiques sont donc beaucoup moins optimistes que les industriels de la cosmétique et les autorités sanitaires.

Pourquoi la cosmétique conventionnelle s'est-elle appuyée sur l'industrie pétrochimique ?

Quel est le rapport entre votre crème de beauté et l'industrie pétrochimique ? Difficile en effet de digérer le fait que l'essentiel de nos cosmétiques provient de la revalorisation des déchets issus du pétrole (paraffine liquide, vaseline...), des matières purifiées et inertes qui ont pour seul rôle d'octroyer une texture aux produits. Des raisons historiques expliquent cet attelage pour le moins discordant : l'essor de la chimie minérale et organique s'est construite au début du siècle autour du pétrole, matière première présente en abondance, peu chère, stable et reproductible avec laquelle on pouvait tout faire. Pour des raisons de coût, la cosmétologie sera dès lors étroitement mariée avec les matières issues de la pétrochimie, et elle l'est encore très majoritairement.

Qui se porte **garant de l'innocuité** des cosmétiques ?

Un produit cosmétique ne fait pas l'objet d'une « autorisation de mise sur le marché » comme les médicaments ; sa sécurité relève de la seule responsabilité du fabricant, qui doit s'assurer de l'innocuité de ses produits et qui est tenu de fournir aux autorités des documents adéquats. Le seul cadre juridique applicable à tous les produits cosmétiques qu'ils soient naturels, bio ou conventionnels est la directive communautaire sur les produits cosmétiques, dont le septième amendement a été publié en 2003 (76/78/CEE). Pour pouvoir lancer un cosmétique sur le marché, il faut respecter les obligations suivantes : les produits cosmétiques doivent être sûrs et ne pas porter atteinte à la santé humaine même en cas d'usage prolongé. Ils ont pour vocation d'entretenir la peau et non de la soigner. Ils peuvent être néanmoins contrôlés par l'AFSSAPS[2] et la DGCCRF[3] après leur commercialisation pour garantir au consommateur qu'ils ne présentent pas de danger pour la santé humaine.

Les cosmétiques bio font-ils l'objet **des mêmes contrôles agréés** par des organismes officiels ?

Tous les cosmétiques sont régis par la même réglementation, qu'ils soient conventionnels, naturels ou bio. Avant leur mise sur le marché, ils subissent une série de tests obligatoires (tolérance, innocuité, stabilité…) effectués par des laboratoires spécialisés qui testent indifféremment des cosmétiques conventionnels ou bio. À cela s'ajoutent des tests facultatifs d'efficacité dès lors que le fabricant la revendique.

Ceux qui portent le label « Cosmétique biologique et écologique » souscrivent en plus à une charte mise au point par des organismes certificateurs (Écocert et Qualité France), qui assure la traçabilité des ingrédients naturels et biologiquement certifiés (des modalités de la cueillette, y compris sauvage, au stade de la transformation), ainsi que leur exploitation dans le respect de l'environnement. De plus, ils subissent les contrôles classiques de l'AFSSAPS et de la DGCCRF.

[2] AFSSAPS : Agence Française de Sécurité Sanitaire des Produits de Santé

[3] DGCCRF : Direction Générale de la Concurrence, de la Communication et de la Répression des Fraudes

Les cosmétiques bio sont-ils « testés dermatologiquement » ?

Il faut savoir que les mentions « hypoallergénique » et « testé sous contrôle dermatologique » n'ont pas de valeur légale. Elles ne mettent pas à l'abri du risque d'allergie, car les cosmétiques peuvent contenir des conservateurs et des parfums en quantité non négligeable. Le terme « hypoallergénique » signifie littéralement « qui réduit les risques d'allergie » – par l'absence de substances connues pour leur pouvoir de sensibilisation élevé.

De même, il faut accorder une importance toute relative aux mentions « contrôlé en laboratoire », « certifié par des experts », « recommandé par les dentistes » et « vendu exclusivement en pharmacie », qui ne prouvent rien.

Les fabricants sont-ils tenus de prouver l'efficacité de leurs produits ?

Depuis les directives européennes de 1997, tout produit cosmétique doit pouvoir prouver l'efficacité qu'il revendique à la demande des autorités : anti-âge, antirides, protection solaire, contrôle de la transpiration… De nombreux tests, certains sérieux, d'autres beaucoup moins, arborés avant tout comme des arguments commerciaux, sont donc effectués pour prouver cette efficacité. Pour autant, aucun fabricant n'a été condamné par un tribunal pour avoir affiché des promesses qu'il savait ne pas pouvoir tenir : gommer les rides, faire repousser les cheveux, faire fondre un tour de taille ou donner une blancheur éclatante à un sourire.

Les cosmétiques bio sentent-ils l'avoine et la ferme ?

Même un produit bio fabriqué à partir de lait d'ânesse frais, de miel ou de plantes fraîches ne sent pas la ferme. Naturel ne veut pas dire à l'état brut ! Certains produits gardent un caractère et des notes olfactives particulières que l'on apprécie ou non (huiles essentielles notamment), mais la très grande majorité des produits actuellement disponibles sur le marché affiche des odeurs subtiles tout à fait séduisantes et socialement acceptables. Des « nez » professionnels y travaillent.

Pourquoi les textures bio sont-elles souvent huileuses ?

La cosmétique bio s'appuie en grande partie sur l'emploi des huiles végétales (d'amande douce, d'abricot, de rosier muscat...), qui nourrissent une véritable affinité avec la peau. Très proches des acides gras constitutifs de celle-ci, elles réagissent différemment des substances de synthèse (huiles minérales, paraffine et silicone), qui pénètrent très rapidement (effet filmogène occlusif). Face aux substances de synthèse qu'elle reconnaît instinctivement comme étant « étrangères » à sa constitution et qu'elle ne peut assimiler, votre peau a développé une certaine résistance. Dans un premier temps, par un réflexe de défense, elle fera de même pour les huiles végétales, testant leur biocompatibilité. Puis très rapidement (quelques jours), une fois la garde baissée, l'huile végétale, moyennant un petit massage, sera complètement absorbée sans laisser de trace grasse. Et votre peau la boira littéralement. Faites le test !

Idée reçue : on a toujours enseigné dans les écoles d'esthétique que l'huile est difficile à faire pénétrer et quelle favorise des poches sous les yeux : c'est vrai mais uniquement pour les huiles minérales.

Je ne retrouve pas dans les cosmétiques bio les sensations habituelles de mes cosmétiques. Est-ce normal ?

Oui pour certains produits, car les matières premières et formulations de la cosmétique conventionnelle et de la cosmétique naturelle et bio sont différentes : texture, odeur, couleur, comportement des produits sur la peau... Les huiles minérales, par exemple, s'étalent très rapidement mais n'autorisent qu'une hydratation éphémère de surface, de même que la silicone, qui octroie une sensation immédiate de douceur. Les textures du bio sont un peu plus riches et denses, pénètrent plus lentement mais sont complètement assimilées ; les produits pour la douche et les cheveux moussent moins, mais les résultats au final sont comparables, pour le plus grand bénéfice de nos épidermes.

Pourquoi les cosmétiques bio ne moussent-ils pas ou peu ?

Les fabricants de cosmétiques bio sont limités à une liste restreinte de tensioactifs doux d'origine végétale autorisés par le cahier des charges, principalement des dérivés du sucre et de l'huile de coco, de maïs et de céréales. Faut-il le rappeler, la mousse n'est que pur confort et ne garantit en aucun cas le pouvoir lavant du produit. Pour les shampooings bio, par exemple, il suffit d'ajouter de l'eau pour émulsionner la solution, mais ne vous attendez pas à une débauche de mousse.

Les odeurs du bio sont parfois très fortes...

Le bio ne triche pas par des artifices et autres éléments parfumants destinés à masquer des odeurs moins flatteuses. Il y a en effet des produits de caractère qui ont une forte signature olfactive. Les huiles essentielles, notamment, expriment des senteurs « pleines » qui surprennent par leur intensité et auxquelles notre nez, conditionné par les odeurs de synthèse, n'est pas habitué. Mais sentir le véritable parfum des fleurs, des plantes, des fruits redonne du bon sens à nos sens.

La plupart des produits bio actuels ont toutefois des odeurs assez discrètes, voire pas du tout lorsque le fabricant a choisi cette option.

Les cosmétiques bio ont-ils fait des progrès en matière de texture, odeur, couleur, présentation ?

Oui, de très gros progrès. La recherche sur les formulations bio évolue très vite. Aux textures et odeurs fortes du début, limite gênantes pour certains, se sont ajoutées des textures très proches de la cosmétique conventionnelle, gourmandes et fondantes, au toucher doux et des odeurs subtiles et délicatement présentes. L'offre, désormais abondante, peut répondre à tous les goûts et n'a plus rien à envier aux cosmétiques classiques en termes de propriétés organoleptiques.

Existe-t-il des cosmétiques naturels et bio sans conservateurs ?

Oui. En fait, on joue sur plusieurs tableaux pour assurer la conservation des produits :
– sélection de matières premières très pures, exemptes de germes ;
– procédés de fabrication où les ingrédients sont incorporés sous atmosphère stérile (comme dans un bloc opératoire) ;
– conditionnements appropriés : flacon airless, où le produit est sans aucun contact direct avec l'air, ce qui limite largement tout développement de bactéries, tubes à effet barrière, unidoses… ;
– recours à la synergie de différents composants et systèmes naturels de conservation comme la vitamine E, les huiles essentielles, la modification du pH, faible présence d'alcool végétal… qui permet de garantir l'innocuité des produits sans emploi de conservateurs de synthèse.
Les produits sous forme de baume et les huiles de massage par exemple se conservent beaucoup mieux que les émulsions, qui contiennent de l'eau (plus de l'huile). Cela dit, la majorité des fabricants de cosmétiques naturels et bio utilise des conservateurs, même s'ils sont naturels. Pour s'en passer complètement, il faudrait revoir sérieusement nos habitudes de consommation et considérer les cosmétiques comme des produits alimentaires frais à consommer rapidement et à conserver au réfrigérateur.

Les cosmétiques bio se conservent-ils moins longtemps ?

Non pour la plupart d'entre eux, puisqu'ils sont soumis à la même réglementation que les cosmétiques classiques. Néanmoins, les produits totalement exempts de conservateurs ont en général une durée de vie d'un an avant ouverture et de trois à quatre mois après ouverture. On peut les conserver au frais pour préserver intacte toute leur l'efficacité.

Quels sont les conservateurs autorisés dans les cosmétiques bio et naturels ?

Écocert et le BDIH autorisent l'utilisation de cinq conservateurs doux ou « identiques nature » tels que l'alcool benzylique, l'acide salicylique, l'acide benzoïque (et son sel benzoate de sodium), l'acide sorbique (et son sel sorbate de potassium), l'acide déhydroacétique (et son sel déhydroacétate de sodium). En revanche, les conservateurs non biodégradables tels que les parabens et le phénoxyéthanol sont interdits. Les cosmétiques bio sont autorisés par la charte Cosmébio à utiliser des ingrédients synthétiques (maximum 5 % sur le total), mais ces derniers sont écologiques et non toxiques, aucun n'est admis pour la charte Nature et Progrès. Comme tout produit, ils ne sont pas nécessairement exempts d'effets secondaires (principalement pour les personnes ayant un terrain sensible et allergique), mais c'est sans commune mesure avec les produits classiques.

La recherche avance très vite dans ce domaine et on devrait pouvoir, à terme, remplacer la totalité des molécules synthétiques par leur équivalent naturel.

Un cosmétique bio peut-il contenir des colorants et parfums de synthèse ?

Non, de même que les silicones, la paraffine et autres produits dérivés du pétrole, qui sont exclus des cahiers des charges de la cosmétique biologique.

Une marque de cosmétiques peut-elle développer des produits dits biologiques sans être certifiée par un organisme ?

Non, pour développer des cosmétiques biologiques, il faut obligatoirement obtenir la certification d'un organisme de contrôle indépendant qui veille au respect des cahiers des charges et contrôle les labels. Ces labels sont un gage de qualité et permettent de reconnaître une cosmétologie naturelle authentique, de limiter les abus de langage et de valoriser les produits. En France, les principaux organismes de certification sont Écocert et Qualité France.

Peut-on faire de la cosmétique 100 % bio ?

Oui, c'est possible, mais il ne faut pas se polariser uniquement sur la proportion d'ingrédients bio car tout n'est pas certifiable en bio. Tout dépend du type de produit. Aucun problème pour faire une eau florale, une huile, un baume pour le visage ou pour le corps 100 % bio. Quand il s'agit de crèmes, masques, laits, shampooings, etc., avec une texture fluide, une durée de conservation acceptable, il est difficile de répondre à ces attentes uniquement avec des huiles, des extraits de fleurs, des huiles essentielles, de l'alcool bio. Dans la pratique, on constate que l'on peut faire d'excellentes émulsions (et donc de très bons laits, masques et crèmes) avec des proportions d'ingrédients bio allant jusqu'à 35 ou 40 %.

Le naturel, est-ce aussi bien que le bio ?

On peut trouver de tout dans les revendications du « naturel ». Le meilleur comme le pire. Il ne suffit pas d'ajouter quelques ingrédients végétaux noyés dans des composants chimiques de synthèse pour mériter une appellation « naturelle ». Et c'est là tout le problème.

La revendication « Cosmétique naturel contrôlé », certifiée par le BDIH en Allemagne et portée par des marques pionnières en agriculture biologique (Dr Hauschka, Logona, Lavera, Weleda...), est une référence sérieuse qui atteste de l'origine et de l'authenticité d'une réelle démarche naturelle et écologique. En dehors des labels, précurseurs du bio, le vrai naturel peut faire aussi bien, voire mieux, que le bio. Il existe des matières premières « intrinsèquement bio » par défaut de label et non certifiables – l'eau, les produits marins, l'argile, les ingrédients exotiques, par exemple –, qui échappent au cadre ou au périmètre de certification. On peut aussi trouver du « naturellement bio » issu de terres sauvages (Islande, Amazonie, Sri Lanka, Afrique...), terres indemnes de pollutions, de traitements et d'industries lourdes qui garantissent des produits de très haute qualité. Vérifiez toujours qu'il n'y a pas d'adjonction de produits chimiques.

Peut-on faire confiance à des marques naturelles non labellisées ?

Derrière les labels se cachent des structures lourdes et relativement coûteuses qui n'autorisent pas toujours les marques, en général des PME, à se faire certifier. D'autant que cela engage l'entreprise à faire certifier une certaine proportion de sa gamme avant de pouvoir commencer à afficher le logo sur ses emballages. La certification est attribuée produit par produit, et non pas pour la marque. Il existe certainement de petites marques à l'éthique irréprochable qui n'ont pas les moyens de passer par la case (payante) de la certification. Mais c'est de moins en moins le cas.

Le tout est de savoir reconnaître les vraies marques naturelles des pseudo-naturelles. La présence de paraffinum liquidum ou de dyméthycone est un bon indicateur signant inévitablement un produit de synthèse.

Les cosmétiques bio sont-ils plus efficaces ?

Une grande partie des composants présents dans les cosmétiques bio sont de véritables agents actifs et représentent des soins haut de gamme pour la peau : huiles végétales, beurres et cires, huiles essentielles, qui donnent des résultats visibles et durables.

Les plantes bio ont eu le temps de synthétiser tous les composants nécessaires à leur plein développement et épanouissement, elles sont riches et vitalisées ; au final, on a une synergie d'activité qu'on ne retrouve pas avec les produits conventionnels.

Mais si vous voulez gagner dix ans d'un seul coup, il faudra entamer un programme complémentaire plus intensif : alimentation et mode de vie révisés, médecine anti-âge, voire d'autres moyens plus invasifs et radicaux.

Trouve-t-on des cosmétiques bio pour la peau fragile des bébés ?

Les gammes bio pour bébés fleurissent et c'est tant mieux, car les pédiatres reçoivent en consultation de plus en plus de bébés ayant des irritations, allergies, intolérances aux produits d'hygiène et de toilette. Dans une crème pour bébés classique, on trouve souvent du phénoxyéthanol, des parabens, parfums synthétiques, tensioactifs, autant d'ingrédients qui n'ont rien d'anodin. De plus en plus de fabricants proposent des gammes spécialement destinées aux nourrissons et jeunes enfants formulées à partir de végétaux réputés d'une grande douceur (calendula, amande douce, aloé vera...) et bien sûr exemptes de composants chimiques de synthèse. C'est l'assurance du meilleur au naturel pour la peau de bébé, qui n'a pas besoin d'une déclinaison de 20 produits différents pour sentir bon et rester au frais. On trouve même des produits de massage qui leur sont spécifiquement destinés ; ils adorent !

Et pour les hommes ?

Il existe des gammes naturelles et bio spécialement conçus pour les hommes. Tous les cosmétiques bio peuvent convenir indifféremment aux femmes comme aux hommes ; toutefois, les messieurs préfèrent souvent des textures non grasses rapidement absorbées et qui ne laissent aucune trace. Les jeunes générations seront sûrement plus sensibles aux soins de la peau en version bio. La prise de conscience sanitaire et environnementale va y contribuer, et beaucoup apprécient la créativité qui va avec cette démarche assortie d'une logique altermondialiste et anti-trust industriel qui les motive.

Existe-t-il des gammes de maquillage entièrement naturelles et bio ?

Oui, mais elles ne sont pas nombreuses sur ce créneau. Les allemands Dr Hauschka, Lavera, Logona et Santé proposaient déjà des gammes de produits convenant aussi bien à un maquillage simple que sophistiqué. En France, la marque Couleur Caramel est pionnière dans ce domaine et offre une déclinaison très riche de produits (300 références : teint, yeux, lèvres, ongles...) couvrant tous les besoins. Dans le maquillage naturel (exempt de composants de synthèse), les formules visent l'esthétique mais également le

soin. Les silicones et les huiles de paraffine sont remplacées par des cires et des beurres végétaux (calendula, carnauba, karité…) nourrissant la peau sans l'empêcher de respirer ; les couleurs sont obtenues au moyen de pigments minéraux micronisés, auxquels sont ajoutés, pour la douceur et l'hydratation, des extraits de plantes (camomille bio, fleur de la passion…).
Il est donc possible aujourd'hui de sublimer sa beauté de façon entièrement naturelle. Saviez-vous qu'une femme qui met tous les jours du rouge à lèvres « mange » littéralement l'équivalent d'un bâton de rouge à lèvres par an ?

Existe-t-il une solution de remplacement naturelle aux **déodorants industriels ?**

Les déodorants sont parmi les produits qui soulèvent le plus d'inquiétude auprès des consommateurs. Plusieurs études scientifiques ont suggéré une toxicité à long terme des sels d'aluminium. Pour certains, ils pourraient être impliqués dans la survenue de cancers du sein, bien que cela demeure controversé. En revanche, de récentes observations confirment le lien entre l'emploi de déodorants à base d'aluminium et certains troubles neurologiques.
Les fabricants de cosmétiques naturels, labellisés bio, disposent d'actifs efficaces et proposent de plus en plus de déodorants naturels de qualité (Dr Hauschka, Jacques Paltz, Melvita…). Les plantes sont employées sous forme d'extraits (rose, hamamélis, sauge…), mais surtout sous forme d'huiles essentielles, dont celles, nombreuses, qui possèdent des propriétés antibactériennes (tea tree, lavande, lavandin…). Certaines sont rafraîchissantes (menthe) et d'autres sont plus spécifiquement déodorantes (citron, sauge sclarée[4], palma rosa).
L'argile, connue pour ses propriétés absorbantes et déodorantes, empêche le développement des bactéries. L'argile blanche surfine convient bien à l'hygiène des pieds. La pierre d'alun (Potassium alum)[5], astringente et antiseptique, est un des plus anciens déodorants connus. Certains la fuient en raison de la mauvaise réputation de l'aluminium, pourtant elle est formée de cris-

[4] Ne pas employer de manière prolongée les produits à base de sauge sclarée.
[5] Éviter la pierre d'alun synthétique (Ammonium alun), non pour sa toxicité mais pour son origine "écologiquement incorrecte".

taux chimiquement inertes non absorbés par la peau, ce qui la rend inoffensive. Elle s'emploie légèrement humidifiée, notamment sous les aisselles. Choisissez toujours votre déodorant avec le plus grand soin, en raison de son usage fréquent et des risques élevés de passage de substances potentiellement toxiques.

Quelle est la différence entre un savon bio et un savon ordinaire ?

Les savons bio, comme l'ensemble des cosmétiques portant cette appellation, sont fabriqués traditionnellement à partir d'huiles végétales issues de l'agriculture biologique (coco, palme...), parfumés avec des huiles essentielles bio et des extraits de plantes, et colorés essentiellement avec des colorants végétaux et des pigments minéraux. Ils ne contiennent ni colorants, ni parfums, ni conservateurs de synthèse, ni azurants optiques, ni PEG, ni EDTA, ni SLS, à la différence de la savonnerie conventionnelle, qui utilise tous types de corps gras d'origine végétale ou animale (y compris des graisses de fritures usagées), ce qui nécessite quantité de colorants et parfums de synthèse pour donner un résultat acceptable – tout est possible car permis.

Existe-t-il une alternative aux écrans solaires chimiques ?

Les filtres solaires chimiques sont destinés à transformer les rayons UV dans la peau en rayons non nocifs. Ils absorbent souvent les rayons UVB et laissent passer les UVA, responsables du vieillissement. Ils ont par ailleurs un pouvoir couvrant et occlusif, pénètrent dans la peau et s'accumulent dans l'organisme, les chaînes alimentaires, et sont peu biodégradables. Observez la mer en été dans les stations balnéaires, elle ressemble parfois à du bouillon gras !

Les fabricants de cosmétiques naturels et bio font appel pour leur gamme de protection solaire à des écrans minéraux micronisés (oxyde de titane et de zinc) qui fonctionnent différemment ; ils reflètent les UV ainsi qu'une partie de la lumière (ne pénètrent pas dans la peau) en agissant comme un miroir. S'ils sont incorporés dans des produits solaires conjointement à certaines huiles végétales qui contiennent des facteurs de protection naturelle (le jojoba, l'huile de sésame ou le beurre de karité) et à des huiles essentielles pour leurs propriétés apaisantes (lavande, ylang-ylang…), on peut bénéficier de produits simples, naturels, non irritants et efficaces contre les rayons UVA et UVB.

Existe-t-il des colorations pour cheveux 100 % végétales ?

Très peu d'intervenants officient dans ce domaine du « tout végétal », c'est-à-dire sans colorant, parfum, conservateur de synthèse, péroxyde, ammoniaque et autres substances chimiques. Logona a été le précurseur et reste la référence des colorations certifiées sur ce marché. Aube Indienne propose des produits similaires.

Même si les colorations chimiques offrent plus de liberté dans le choix et la variété des couleurs, elles sont extrêmement traumatisantes pour le cheveu, dont on modifie chimiquement la pigmentation au cœur de la fibre. Au fil des colorations, sa résistance diminue (jusqu'à 50 %), il devient terne, rêche, difficile à démêler et cassant. Sans parler du côté irritant, allergène des produits et de l'odeur piquante de l'ammoniaque !

À l'inverse, les colorations végétales ne pénètrent pas dans la fibre capillaire, mais l'enrobent et la gainent de la nouvelle couleur comme une « lasure » en semi-transparence pour de chauds reflets. De votre couleur d'origine et de celle du colorant végétal naît une teinte d'une luminosité naturelle, caractéristique de ces soins colorants. De plus, les colorations végétales apportent volume et brillance aux cheveux, qui restent sains, brillants, élastiques et soyeux. Si on sait les travailler (on peut aussi mélanger plusieurs teintes entre elles), elles permettent des effets patinés et méchés très naturels. Elles durent plus longtemps dans le temps et évitent l'effet « racine » qui oblige à des retouches fréquentes. En revanche, les cheveux blancs restent plus clairs que la couleur d´origine et les soins colorants n'ont pas d'effet éclaircissant.

Le temps de pose est plus long (de trente minutes à toute une nuit) suivant le résultat souhaité et l'état des cheveux, et il doit être répété si besoin trois semaines consécutives pour intensifier la couleur.
Avant de passer à la coloration 100 % végétale, il faut « détoxiner » le cheveu pendant cinq à six semaines par des masques absorbants (argile) pour les délester des traces d'opérations précédentes (teintures chimiques, permanentes, mèches et balayages) : colorations chimique et végétale ne font pas bon ménage.

Ma peau est sensible et réactive, les cosmétiques bio sont-ils faits pour moi ?

Plus les formulations sont simples et le nombre d'ingrédients, limité, plus le risque de réaction sera minimisé. Les huiles végétales, les cires naturelles et résines, les eaux florales ou actifs certifiés bio respectent l'équilibre cutané. Les fabricants connaissent bien le comportement de ce type de peau et ont mis au point des gammes à haute tolérance. C'est d'ailleurs en raison de problèmes de peau persistants et non résolus (eczéma, névrodermite, peau irritée...) que certains ont décidé de créer leur propre gamme, tels Tautropfen, Alma Carmel, Logona ou Lavera...
Des formulations toutes simples et éprouvées comme l'huile d'argan, le beurre de karité, l'aloès sont souvent de précieux alliés pour les peaux réactives, qu'il faut laisser en « jachère » des produits conventionnels.
Par leur longue maîtrise des huiles essentielles, certains fabricants proposent même des gammes pour les bébés avec des huiles essentielles parfaitement tolérées par leur épiderme fragile.

Est-ce que je peux faire une allergie aux cosmétiques bio ?

Les produits naturels peuvent donner autant d'allergies que les cosmétiques de synthèse. Les personnes à terrain allergique peuvent également réagir aux substances naturelles comme l'arnica et le millepertuis, l'huile de thym, de camomille, de cannelle, de citron, la propolis, la lanoline, l'huile de girofle, le baume du Pérou... Mais, en général, chacun sait à quoi il est allergique. Ce qui n'est pas toléré par voie interne ne le sera probablement pas une fois appliqué sur le visage. Par exemple, les personnes allergiques aux astéracées (composées) doivent se méfier à peu près de tout ce qui ressemble à une marguerite : souci, camomille, échinacées, etc. Si on est allergique à un produit, on ne l'emploie pas. Et lorsqu'on a des craintes, on peut faire un test cutané avant d'utiliser un nouvel ingrédient, surtout s'il est très concentré.

La plupart des produits naturels et les plantes en particulier sont des mélanges complexes comprenant un grand nombre de molécules différentes : leurs nombreux composants agissent en synergie, certains vont pondérer, équilibrer et corriger l'action irritante éventuelle de l'un d'entre eux. Si effet secondaire il y a, d'une manière générale il sera bien moins important qu'avec des produits classiques.

Il est reconnu que les personnes allergiques aux substances odorantes tolèrent bien mieux une huile essentielle pure (totalité de la molécule naturelle conservée dans son cortège moléculaire d'origine) que sa substance isolée et synthétisée.

Pourquoi les dermatologues recommandent-ils toujours des crèmes de grands labos où figurent en masse des composants issus de la chimie de synthèse ?

Effectivement, les dermatologues connaissent très peu les cosmétiques bio. D'une part leur cursus d'études n'inclue aucune ouverture vers la phytothérapie, et d'autre part ils sont majoritairement démarchés par les grands laboratoires de dermocosmétique conventionnelle. Mais il existe des solutions médicales au naturel adaptées aux pathologies cutanées et qui font appel aux produits biologiques.

J'ai essayé toutes les crèmes prescrites par mon dermatologue pour l'acné. J'obtiens des résultats pendant le traitement, qui cessent dès l'arrêt de celui-ci. Les cosmétiques bio peuvent-ils rééduquer ma peau ?

Les adolescents sont souvent désespérés par les produits de soins pour la peau, même ceux recommandés par les dermatologues. Après une apparente amélioration au début, ces produits finissent souvent par créer d'autres problèmes : peau décolorée et décapée, et en plus les boutons reviennent ! Les ados essaient alors un autre produit bactéricide, dermatologique, souvent encore plus agressif que le dernier.
Mieux vaut choisir plutôt un nettoyant riche en extraits de plantes avec des huiles essentielles. Ces dernières sont de très bons bactéricides naturels, qui de plus détiennent le pouvoir d'aider à rééquilibrer l'activité des glandes sébacées et d'assainir la peau.

Les magasins diététiques et biologiques, c'est pour les babas écolo de la première heure ?

Les magasins de produits diététiques et biologiques existent depuis longtemps et proposent, en plus de l'alimentaire, toute une gamme de compléments nutritionnels, produits ménagers et cosmétiques naturels. Aux pionniers comme la Vie Claire et Biocoop se sont ajoutées des chaînes de magasins tels que Naturalia, Bio Génération, les Nouveaux Robinson, qui proposent un grand choix de cosmétiques et les conseils avisés qui vont avec.

Pourquoi ne trouve-t-on pas ou peu de cosmétiques bio en grande surface ?

Ce sont plutôt les sociétés de cosmétique bio qui ne le souhaitent pas, pour deux raisons : elles préfèrent privilégier des circuits comme les magasins bio et les salons bio, qui constituent historiquement leur canal de distribution favori ; on y trouve un conseil, une prestation à taille humaine et proche du consommateur. D'autre part, ceux qui ont essayé de s'implanter en grande surface se sont trouvés confrontés au problème du volume avec une forte pression pour « casser » les prix.

Mon supermarché me propose un gamme de cosmétiques bio, puis-je avoir confiance ?

À part un petit et discret logo qu'il faut apprendre à reconnaître, rien ne distingue des marques bio placées au milieu d'une profusion de produits courants. Un seul point de repère probant : si ces produits sont labellisés et portent un logo authentifiant un cosmétique naturel ou bio, vous pouvez être confiant : Écocert, Cosmébio, Nature et Progrès, BDIH. Mais pour l'instant ils ne sont pas légion dans les grandes et moyennes surfaces.

Les produits vendus sur Internet sont-il sûrs ?

Les sites Web de vente de cosmétiques bio et naturels ont littéralement fleuri ces derniers temps. En général, ils affichent les composants des produits, mais sur Internet la publication de la liste INCI, qui répertorie les ingrédients, n'est pas obligatoire. Encore une fois, fiez-vous aux labels apposés sur les produits qui offrent de sérieuses garanties : Cosmébio, Écocert, Nature et Progrès, BDIH, et non pas aux discours pseudo-écolos et images flatteuses des sites.

Les cosmétiques bio sont-ils plus chers ?

À qualité égale, le rapport qualité/prix est excellent pour une raison toute simple : on ne paye pas les coûteuses campagnes publicitaires et les emballages somptueux. Si on compare avec des produits cosmétiques bon marché en grande surface, oui, les produits bio sont plus chers. Dans le conventionnel, on peut descendre beaucoup plus bas en termes de prix en utilisant des matières premières nettement moins nobles.

Mais on peut dire que les cosmétiques bio sont des produits haut de gamme à des prix moyen de gamme. Une crème de jour bio se vend entre 10 et 20 euros environ. Les marques haut de gamme traditionnelles les vendent plutôt autour de 40 à 70 euros.

On peut vraiment trouver des produits extraordinaires à moins de 30 euros en cosmétique bio. Et dans presque tous les cas ils sont beaucoup moins chers que les produits en parfumerie.

Je suis attiré par le luxe, l'aspect visuel du packaging compte pour moi ; existe-t-il de tels produits ?

La tendance écolo chic, le luxe et le glamour ont fait leur apparition dans la cosmétique bio ; ce n'est pas une généralité, mais vous trouverez des produits qui satisferont votre goût pour le chicissime, et également du haut de gamme très tendance. Des acteurs du renouveau y travaillent et les marques pionnières relookent leurs packagings.

Pourquoi les cosmétiques bio sont-ils parfois conditionnés dans des flacons bleu marine qui ne permettent pas de voir le produit ?

Ce n'est pas un artifice mais une fonctionnalité du conditionnement destiné à préserver l'intégrité des principes actifs du produit. Les hydrolats, les huiles essentielles et certains produits sont sensibles à l'effet de la lumière.

Je voudrais me lancer dans la fabrication de mes propres cosmétiques bio : où puis-je m'informer et commencer en toute sécurité ?

Des professionnels peuvent vous guider dans vos premiers pas (stages de courte durée) et vous enseigner les bonnes pratiques dans ce domaine.
Fabriquer ses propres cosmétiques est beaucoup moins compliqué qu'on ne le croit. De très bons ouvrages de référence parus récemment peuvent également vous informer, tout comme de nombreux blogs, de Canadiennes notamment, qui vous familiariseront avec l'emploi des trois H : huiles végétales, huiles essentielles et hydrolats. Reportez-vous à l'annexe de ce livre.

Je voudrais essayer **une séance en institut** travaillant avec des cosmétiques naturels et bio ; où les trouver ?

Des marques comme Phyt's avec ses naturo-esthéticiennes et Dr Hauschka avec ses bio-esthéticiennes travaillent dans cette optique depuis de nombreuses années. Weleda propose également ce type de prestation. En dehors de ces marques pionnières, de nouveaux venus en ont fait leur spécialité, qu'ils conjuguent avec des techniques complémentaires de bien-être.

Un soin bio en institut est bien plus qu'un simple coup d'éclat de la peau. On en ressort détendu et vivifié tout à la fois. C'est la vision « holistique » ou globale de la beauté.

L'appellation bio

peut-elle être uniquement un vecteur commercial ?

Le formidable potentiel de développement de la cosmétique bio ne sera pas sans attirer la convoitise de quelques opportunistes. À terme, tous les grands groupes classiques de cosmétologie vont également s'y mettre, alléchés par les taux de croissance faramineux et boostés par la demande des consommateurs dont l'engouement pour les cosmétiques naturels ne cesse de croître.

Jusqu'ici, la totalité des acteurs de ce secteur, essentiellement issus de la mouvance bio, a été animée par la volonté d'offrir des produits de qualité respectant à la fois l'environnement et le consommateur ; mais des enjeux financiers colossaux risquent à terme de modifier sensiblement ce paysage de la beauté bio.

Est-ce que je peux utiliser successivement des cosmétiques bio et conventionnels et les alterner ?

Il n'y pas de contre-indications. Vous pouvez essayer alternativement et comparer. Toutefois, évitez de zapper trop rapidement de l'un à l'autre. Laissez-vous le temps de découvrir pendant quelques semaines les avantages et les inconvénients éventuels de chaque famille de cosmétiques et adoptez celle qui vous convient le mieux.

Devant cette offre de cosmétiques bio désormais pléthorique, quelle marque choisir ?

Demandez conseil aux vendeurs des magasins biologiques, qui connaissent très bien les gammes et leurs différences. L'offre dans ce domaine est beaucoup plus diversifiée qu'en cosmétique conventionnelle, plus homogénéisée en termes de texture et d'odeurs.

On trouve en cosmétique bio des produits extrêmement différents d'un fabricant à l'autre ; des produits très proches des cosmétiques conventionnels, des produits neutres sans odeur type dermatologiques jusqu'aux baumes et onguents fabriqués à partir de plantes médicinales, en passant par les produits à forte connotation exotique. Essayez avec les testeurs, demandez des échantillons et optez pour le type de produit qui vous convient le mieux : textures riches ou fluides, crèmes, sérums, baumes et onguents, odeurs fortes ou très peu présentes, c'est à vous de choisir.

Si je trouve l'âme sœur au rayon cosmétique, c'est-à-dire le bon produit, je n'aurai plus le plaisir d'en essayer d'autres ; je passerai alors au simple concept d'hygiène, ce qui est embêtant

Rien ne vous empêche de vous adonner à votre passe-temps favori en zappant de marque en marque bio juste pour le plaisir de découvrir de nouveaux conditionnements, effets, textures, rituels de beauté, etc. Mais attention, il y a des produits tellement délicieux que vous risquez de vous retrouver séduit malgré vous et de vous arrêter là !

Que faire si un effet indésirable survient après l'utilisation d'un produit cosmétique ?

En cas d'effet indésirable sérieux provoqué par un produit cosmétique, qu'il s'agisse d'une irritation ou d'une allergie, il est important dans un premier temps de s'assurer que les effets sont imputables au produit suspecté. Puis il faut le signaler à un professionnel de santé (pharmacien, dermatologue, médecin…). Outre la relation de cause à effet, celui-ci pourra décrire en termes précis et techniques les effets dermatologiques induits. Cette démarche vous permettra d'identifier les ingrédients responsables et de les repérer ensuite sur les étiquettes.

Il est important que votre médecin signale ces effets secondaires à l'Afssaps[6] ; un imprimé de déclaration de cosmétovigilance doit être rempli (disponible sur le site de l'Afssaps). Cette déclaration est essentielle pour les pouvoirs publics afin de recenser le nombre de cas et leur permettre d'exiger des fabricants une amélioration de la tolérance du produit.

[6] AFSSAPS : Agence Française de Sécurité Sanitaire des Produits de Santé
http://agmed.sante.gouv.fr/

Les marques mentionnées, qui sont maintenant très nombreuses (la liste n'est pas exhaustive et évolue très vite), travaillent toutes selon les cahiers des charges Écocert, Cosmébio, Nature et Progrès ou BDIH et proposent des gammes de produits en partie ou totalement labellisées. Les certifications sont attribuées par produit et non par marque.

Où les trouver ?

Principalement dans les magasins diététiques et biologiques, dans les chaînes de magasins de bien-être, sur les salons et sur les sites internet. En pharmacie, parapharmacie et parfumerie pour certaines marques.

FABRICANT / MARQUE	SPÉCIALITÉ	GAMME DE PRODUITS	DISTRIBUTION
A			
Alima Pure www.alimapure.eu maquillage	Marque américaine de maquillage minéral naturel	Teint : correcteurs de teint, poudres, fonds de teint, fards à joues Yeux : fards à paupières, eye lines	www.baga-ic.com
Allo Nature www.allonature.com	Épilation et rasage naturel et biologique	Cire orientale, crème de rasage, baume anti-repousse du poil, déodorants à l'alun de potassium	www.formazur.com www.cosmaterra.fr
Alma Carmel www.almacarmel.com	Ligne de soins visage et corps conçue à partir de légumes et fruits frais biologiques	Soins visage ciblés, un lait corps	- Boutique en ligne - Pharmacies - Parapharmacies - Galeries Lafayette

Altearah www.altearah.com	Gamme de produits parfumants basée sur la thérapie énergétique liée à la couleur	Eaux de couleur à vaporiser sur le visage et le corps Extraits de couleur à appliquer sur le cou, les poignets et les points d'acupuncture Huiles de couleur pour le soin et le massage	- Boutique en ligne - Pharmacies - Parapharmacies - Galeries Lafayette
Anakae www.anakae.com	Cosmétiques chic visage et corps au lait d'ânesse	Soins de jour, de nuit, lait corps Lait bain	Boutique en ligne
Les Ânes d'Autan www.lesanesdautan.com	Cosmétiques visage et corps à base de lait d'ânesse frais biologique	Lait hydratant corps et visage Savons	- Boutique en ligne - Par correspondance
Anne Lind www.anne-lind.com	Ligne jeune et fruitée de cosmétiques naturels	Hygiène corps : gels douche, crèmes mains, gommages	Magasins de produits naturels et biologiques, Instituts de beauté
Arganaticum www.arganaticum.fr	Huile d'argan à usage cosmétique et alimentaire	Huile d'argan extra vierge 100 % pure et naturelle, Huile cosmétique, Roll'on pour soin des mains, ongles, lèvres, Savons doux à l'huile d'argan	Magasins diététiques et biologiques
Argiletz www.argiletz.com	Argiles sans conservateurs, non ionisées, fabriquées et contrôlées selon les normes ISO	Produits en poudre ou prêts à l'emploi pour soins de beauté (masques, bains et cataplasmes) ou à usage interne (revitalisation, élimination) Savonnettes, dentifrices, shampooings, bains douche Nouvelle gamme de cosmétiques bio : mains et ongles, crème visage et lait démaquillant	- Boutique en ligne - Parapharmacies - Magasins diététiques et biologiques

Aromatopia www.aromastrati.com	Gamme soin et hygiène spécialement étudiée pour les peaux sèches et sensibles	Laits et crèmes visage et corps, soin des mains et lèvres	- Pharmacies formazur.com pharmadiscount.com
Aromazone www.aroma-zone.com	Fournisseur d'huiles essentielles, huiles végétales, cosmétiques naturels et bio Matières premières grand public pour la fabrication de cosmétiques	Cosmétiques naturels et bio : bases lavantes et crèmes visage neutres, hydrolats, huiles végétales, gel d'aloé vera, beurres végétaux, argiles, savons d'Alep, savon noir, huiles de massage aromatiques, savons végétaux, sels et pierres de bain	Boutique en ligne
Aube indienne www.terredecouleur.fr coloration végétale	Produits de coloration et masques capillaires 100 % végétal et minéral	Poudres colorantes (7 teintes) Masques de détoxination du cheveu à l'argile Soins capillaires à l'argile et aux huiles essentielles	Magasins diététiques et biologiques

B

B com Bio www.sicobel.com	Cosmétiques bio	Ligne visage : hygiène et soins, antirides, contour des yeux, exfoliant Ligne corps : gels douche, shampooings, mains, déodorants, gels intime, baumes massage, huiles corporelles Compléments alimentaires anti-âge bio	- Pharmacies - Parapharmacies - La Vie Claire

Ballot-Flurin www.ballot-flurin.com	Fabricant de produits et cosmétiques en apiculture douce et biologique	Visage : crème anti-âge, crème peaux sensibles Savons : purifiant, peaux sensibles Corps : gel douche, shampooing, dentifrice ; Baumes de soin et pommades de secours Préparations apithérapiques Miels de cure, gelée royale, propolis	- VPC - Magasins diététiques et biologiques
Biguine Bio www.biguine.com	Une gamme destinée au grand public Une gamme professionnelle	Ligne visage : hygiène, soins de jour, anti-âge, soins spécifiques, sérums, huile d'argan et masque, lotion Ligne corps : gel douche, gel brise graisse, nettoyant gommant, huiles aromatiques	- Salons de coiffure - Maisons de beauté Buigine Bio et spas Biguine Academy
Bio Beauté by Nuxe www.bio-beaute.fr	Huiles visage et corps	Huiles visage ciblées en fonction du type de peau Huiles corps à visée décontractante, raffermissante, nourrissante	- Pharmacies - Parapharmacies
Bioaromes www.bioaromes.com	Cosmétiques bio	Laits, lotions, sérums, crèmes, huiles de massage et huiles sèches, shampooings, gels douche Gammes hommes, bébés, solaire Parfums	- Boutique en ligne - Magasins de produits diététiques et biologiques

Bionatural www.bionatural.fr	Cosmétiques naturels et bio Compléments alimentaires	Gamme visage, hygiène et soins : peaux sensibles, anti-âge, gommages, masques Corps : gel douche, crème minceur, mains	- Instituts de beauté - Spas - Centres de thalassothérapie
Biover www.biover.be/html/fr	Fabricant belge de cosmétiques naturels et bio	Huiles visage et corps	- Dépositaires agréés www.phyto-perles.com
Börlind www.boerlind.com	Cosmétique sur base naturelle, large gamme	Gamme visage en fonction du type de peau, maquillage teint, lèvres, yeux Corps : gels douche, baumes, déodorants, shampooings Ligne solaire	- Magasins de produits naturels et biologiques - Instituts de beauté
C			
Le Carré des Simples www.lecarredessimples.com	Huiles essentielles et cosmétiques bio	Soins visage : huiles et sérums. Corps : huiles, laits bain, sels	Boutique en ligne
Cattier www.cattier-dislab.com	Généraliste des cosmétiques naturels et bio	Gamme à l'argile pour l'hygiène du corps : savons, crèmes mains, masques, gommages Hygiène bucco-dentaire : dentifrices, bains de bouche Soins visage peaux jeunes. Corps : shampooings, gels douche, laits corporels, hygiène intime, soins pieds Huiles végétales, huiles essentielles Gamme bébés Eaux parfumées	- Magasins Résonances - Magasins diététiques et biologiques - Monoprix - Galeries Lafayette

Centella www.centella.com	Large gamme de produits cosmétiques aux huiles essentielles bio	Gamme visage : masques, lotions florales, démaquillants, gommages, synergies antirides Corps : produits minceur et raffermissants, huiles de modelage, déodorants, lotions hommes, gels douche et bain, shampooings Ligne solaire	- Instituts de beauté - VPC - Magasins diététiques et biologiques
Ciel d'Azur www.cieldazur.com	Cosmétiques naturels et bio à base d'argile et d'aloé vera	Soins à l'argile : pâtes et poudres dentifrices, shampooings, gels douche, masques. Crèmes de rasage, crème au beurre de karité Soins à l'aloé vera : gel natif d'aloé vera, crèmes et lotions de rasage, gels nettoyants visage, crèmes visage, laits hydratants corporels, shampooings, dentifrices, gels douche, crèmes lavantes	- Boutique en ligne - Magasins diététiques et biologiques
Clairjoie www.clairjoie.com	Ligne douce de cosmétiques bio	Visage : laits et lotions démaquillantes, crèmes pour peaux sensibles, crèmes antirides Baume karité/argan visage et corps, savon noir, rhassoul, huile d'argan, beurre de karité	Boutique en ligne

Clé des Champs www.cledeschamps.eu	Cosmétiques bio et acupuncture à visée esthétique	4 sérums pour chaque saison et soins annuels visage, corps et cheveux	Le Bon Marché (Paris) mademoisellebio.com
Coslys www.comptoirdeslys.com	Généraliste des cosmétiques naturels et bio	Gamme visage : soins nettoyants et hydratants à la fleur de lys, nettoyant-exfoliant, hygiène intime à la rose blanche Corps : soins mains, savons, gels douche, bains moussants, soins à l'huile d'amande douce (gommages, laits, déodorants) Shampooings Gamme bébés	Magasins diététiques et biologiques
Cosmétique by Rhama www.cosmetique-by-rahma.com	Cosmétiques bio	Ligne visage jour et nuit, antirides, micropeeling Lait visage et corps	- Boutique en ligne - Pharmacies - Parapharmacies - Magasins diététiques et biologiques
Cosmo Naturel www.labogravier.com	Cosmétiques bio et 100 % naturels	Visage : hygiène et soin peaux sèches, sensibles et à rougeurs, peaux grasses, anti-âge, gommages, masques Corps : gels moussants, laits corporels, complexes de massage, déodorants, shampooings Huiles essentielles Compléments nutritionnels	Magasins diététiques et biologiques

Couleur Caramel www.couleur-caramel.com maquillage	Très grande gamme de maquillage naturel et bio, dont une rechargeable (Elysambre)	Teint : bases, fonds de teint, poudres, blush Yeux, lèvres, vernis à ongles	Couleur caramel : - Printemps - Instituts de beauté - Magasins Résonances - Magasins bio - Salons de coiffure Elysambre : - Printemps - Pharmacies - Parapharmacies
D			
Dado sens www.dadosens.com	Dermocosmétique sur base naturelle pour les peaux sensibles et réactives	Gammes visage (nettoyants, toniques, crèmes, produits complémentaires) et corps (baumes corps, crèmes pieds, shampooings)	Magasins diététiques, biologiques et de produits naturels
Domaine biologique de Bressol www.domainebiologiquedebressol.com	Fabricant producteur de plantes : roses, calendula, orge verte…	Visage : hygiène et soins, crèmes à l'huile de pétales de rose bio, crèmes peaux très sèches et sensibles, anti-âge ; Corps : gels douche, shampooings, laits corps, baumes mains, gels après-rasage, gels jambes lourdes ; Complexes d'huiles biologiques beauté et bien-être Compléments alimentaires anti-âge à l'huile de jeunes pousses d'orge verte ; Jus de jeunes pousses d'orge verte pour cure interne Huiles essentielles 100 % pures et naturelles	- Boutique en ligne - Magasins diététiques et biologiques

Douce Nature www.euro-nat.com	Ligne simple et familiale de cosmétiques bio	Soins visage, corps, douche et bain, savons, shampooings, disques démaquillants en coton bio Gamme bébés	- Magasins diététiques et biologiques
Les Douces Angevines www.lesdoucesange-vines.com	Cosmétiques bio à texture fluide (« cosméto-fluides »)	Visage : fluides jour et nuit suivant type de peau, lotions nettoyantes, lotions toniques, masques, gommage. Corps : huiles corporelles, shampooings, déodo-rants, soins jambes légères, pieds. Masques capillaires et lotions, shampoings. Produits avant et après-soleil Homme : fluides après-rasage	- Magasins diététiques et biologiques www.cosmaterra.fr www.onaturel.fr
Doux Me www.douxme.com	Cosmétiques bio avec ou sans huiles essentielles	Visage : brumes d'eaux florales, laits démaquillants, crèmes de soins visage suivant type de peau, masques gommages, baumes lèvres Ligne pour peaux ultradélicates sans huiles essentielles	- Boutique en ligne - VPC - Le Bon Marché (Paris) - Le Printemps - Canzi

Dr Hauschka www.drhauschka.fr	Concept de soin unique fondé sur l'autocorrection de la peau et ses rythmes biologiques	Visage : nettoyage (laits, crèmes purifiantes), crèmes jour à l'anthyllide, fluide contour des yeux, protection lèvres, soins de nuit aqueux (apaisants, revitalisants). Corps : douche, bain, huiles et laits corporels, déodorants, soins mains, pieds. Protection solaire. Lignes hommes et bébés	- Magasins de produits naturels et diététiques - Pharmacies spécialisées en phytothérapie - Grands magasins parisiens - Bio-esthéticiennes Dr Hauschka
maquillage	Maquillage à base de plantes médicinales	Teint (poudres, fonds de teint, crèmes teintées, blush) Lèvres, yeux	
Dr Theiss www.naturwaren.fr	Gamme traditionnelle et nouvelle gamme cosmétique à partir des fleurs de Bach	Dr Theiss : Visage et corps : crèmes et baumes de soins réparateurs cutanés au souci, à l'huile d'onagre, à l'élixir du suédois, à la grande consoude, complexes visage antirides au calendula, gels contour des yeux, soins lèvres, sprays corps, shampooings, pains de savon végétaux, savons liquides (rose, souci, aloé vera) Le Sens des Fleurs (gamme aux fleurs de Bach) : Crèmes démaquillantes, lotions purifiantes biphases, crèmes hydratantes jour et nuit antirides, contour des yeux, gommages, masques, gels douche, shampooings	- Magasins diététiques et biologiques

La Drôme provençale www.drome-provencale.com	Phytothérapie Aromathérapie	Huiles essentielles, végétales, eaux florales Huiles de macération Galets de bain Élixirs floraux	- Pharmacies - Parapharmacies - Magasins de diététiques et biologiques
Druide www.druide.ca	Marque canadienne de cosmétiques naturels et bio	Ligne visage peaux sensibles, soins capillaires, savons, gels douche, bains moussants, crèmes de massage, karité Ligne bébés	Boutique en ligne www.cosmaterra.fr
E			
Eccensielles www.huiles-essentielles-bio.com	Huiles essentielles, hydrolats, huiles végétales		Boutique en ligne
Éco Cosmetics www.eco-cosmetics.com	Cosmétiques écologiques et biologiques	Soins et hygiène visage, corps, cheveux, solaire	www.boutiquebio.com www.mondebio.com www.phyto-perles.com
Erbaviva www.erbaviva.com	Fabricant californien de cosmétiques biologiques pour futures mamans et bébés	Bébés : baumes réparateurs lèvres et joues, huiles, crèmes, lotions, savons, kits voyage Futures mamans : soins de délassement, confort, souplesse, anti-vergetures, laits bain, huiles massage dos, baume fraîcheur pieds, baume à lèvres anti-nausée	www.mademoiselle-bio.com

Eubiona www.ferme-des-peupliers.fr	Cosmétiques bio	Soins du corps, douche, bain, cheveux	- Boutique en ligne
Eumadis www.eumadis.com	Marque Mosqueta's, à base d'huile de rose musquée Marque Dermaclay ; très nombreux produits à base d'huile de figue de Barbarie et périlla	Ligne visage : contour des yeux, crèmes hydratantes, antirides, effet lifting ; Huile de rose musquée bio. Crèmes fluides corps. Soins spécifiques Hygiène et soins visage : laits et eaux de beauté, gommages, masques, crèmes antirides, éclat Huiles sèches végétales visage bio (argan, périlla, figue de Barbarie, onagre, bourrache…). Huiles sèches multi-usage corps et cheveux. Shampooings . Laits corps. Fleurs de Bach. Compléments alimentaires. Gamme complète hommes	- Magasins de produits naturels, diététiques et biologiques
Europ-Labo www.europlabo.com	Fabricant, distributeur et importateur de produits naturels Aprolis (propolis, aloès, extraits de plantes et huiles essentielles) Equalya (produits d'hygiène à base de lait de jument) Phytonorm San Mar : cosmétiques bio à base d'aloe capensis Junior et Tinti (ligne hygiène et bain enfants)	Soins visage, shampooings, gels douche, dentifrices, pains dermatologiques, compléments alimentaires à la propolis Savons Savons liquides, shampooings, gels douche, crèmes, baumes Ligne biologique visage et corps Dentifrices, savonnettes, gels à l'arnica, mousses de bain ludiques	- Magasins diététiques et biologiques

F

Fleurance Nature www.fleurancena-ture.fr	Soins et hygiène visage et corps Spécialiste des compléments alimentaires naturels	Soins visage anti-âge Huile d'argan bio Laits corporels nourrissants Soins mains, pieds, shampooings, déodorants, huile à l'arnica pour bleus et bosses	- Boutique en ligne - VPC
Florame www.florame.com	Producteur d'huiles essentielles biologiques	Ligne visage : huiles anti-âge, synergie d'huiles essentielles beauté, eaux florales, huiles végétales, huiles de massage, de bain, savons de soins, laits corporels, shampooings, eaux de toilette Gamme hommes	- Boutique en ligne - VPC - Instituts de beauté www.cosmaterra.fr
Flore Alpes www.argousier.com	Cosmétiques à base de jus d'argousier	Visage : crèmes hydratante et réparatrice, lotions purifiantes Corps : gels douche, huiles visage et corps, lait corps et mains, lotions capillaires Jus d'argousier et de sève de bouleau pour cure interne	- Boutique en ligne - Magasins diététiques et biologiques

Forest People www.forest-people.com	Gamme beauté et bien-être biologique, équitable et écologique	Composants purs à utiliser comme base de soins ou en synergies prêtes à l'emploi. Hydrolats, lotions, huiles gommantes, minceur, beurre de karité, crème de jour au jasmin, de nuit au géranium, assainissante au pamplemousse, huile de chanvre, de copaïba, d'argan, de monoï. Sérum réparateur cheveux Huiles bien-être : andiroba, péquia, tamanu, massage bébés, anti-vergetures, antistress, post-accouchement, respiratoire, jambes lourdes, délassante, anti-poux, anti-moustiques Produits bains Coffrets recettes de beauté à faire soi- même (sels de bain, huiles de massage, soins cheveux, baume lèvres) Huiles essentielles	- Boutique en ligne - Magasins biologiques et équitables - Parapharmacies - Concept stores et franchises - Les spas et instituts de beauté Canzi et SegoSpa www.alterafrica.com www.consomacteurs.com www.comptoir-ethique.com www.vivre-zen.com

G

Gamarde www.gamarde.com	Phytodermocosmétique bio entièrement d'origine naturelle à base d'eau thermale de Gamarde et d'huile d'argan bio pour peaux intolérantes, sensibles et réactives	Eau de Gamarde (eau thermale soufrée apaisante) Ligne de soins visage pour peaux sensibles, peaux sèches, peaux grasses anti-âge ; Ligne corps : exfoliants, minceur… Protection solaire (écran minéral) Gamme bébés : toilette, bain, massage	- Pharmacies - Parapharmacies

Green Energy Organics www.greenenergy-cosmetics.com	Marque italienne de cosmétiques bio et naturels	Ligne gourmande complète (chocolat épicé, fruits rouges, plantes aromatiques et fleur d'oranger) de soins visage, corps, cheveux inspirée des traditions et du bien-être méditerranéens	www.mademoiselle-bio.com www.aromatholo-gie.com
Green Mama www.greenmama.fr	Cosmétiques naturels et bio	Crèmes visage, masques mains, crèmes pieds, gels moussants, huiles de massage, shampooings, gels moussants bébés Nouvelle ligne cosmétique bio visage pour instituts	- Boutique en ligne
Guayapi Tropical www.guayapi.com	Cosmétiques et compléments alimentaires équita-bles d'Amazonie et du Sri Lanka	Gamme Cosm'ethic Préparateurs solaires, sublimateur de teint à l'urucum Savonnettes au guarana ; Baume amazonien antirides Masques à l'acérola, au borojo, déodorants, laits nettoyants, lotions astringentes, laits hydratants à l'huile de coco Baumes après épilation Huile solaire à l'uru-cum et au babaçu Extrait pur de crajiru, purifiant, Cire de jojoba Parfum amazonien	- Boutique en ligne - Boutiques à Paris - Magasins Nature et Découvertes - Magasins Résonances - Boutiques de produits naturels

H			
Huiles & Baumes www.huiles-baumes.com	Cosmétiques de soins et huiles bio et naturelles	Crèmes, huiles, sérums et baumes soins quotidiens du visage et du corps Compléments alimentaires beauté et bien-être	- Boutique en ligne - Le Bon Marché (Paris) - Parfumeries Marionnaud
J			
Jacques Paltz (Laboratoire) www.jacquespaltz.fr	Cosmétiques bio et naturels aux huiles essentielles	Ligne visage : eaux et huiles de beauté, démaquillants, crèmes de jour tous types de peaux, soins visage spécifiques, anti-âge et prévention Corps : hygiène et soins (dentifrices, déodorants, post-épilation, gommage, mains, pieds), gels et huiles de massage Compléments minceur Cheveux : lotions et huiles vigueur, masques, shampooings ; Protection solaire (écran minéral), soins avant et après-soleil ; Compléments alimentaires forme et vitalité, beauté Huiles essentielles pour friction et diffusion	- Boutique en ligne - VPC - Magasins bio - Instituts de beauté - Sites Internet de vente de cosmétiques naturels
Jade Recherche www.jadere-cherche.com	Cosmétiques bio et naturels à base de silicium organique	Gamme visage et corps ; Gamme visage pour la prévention et la diminution des taches pigmentaires (éclaircissante sans hydroquinone)	- VPC - Distributeurs

K

Kaeline www.kaeline.com	Ligne soins visage et corps à base d'huile d'argan	Sérums, crèmes, huiles de beauté visage et corps, bain	www.cosmaterra.com
Karawan-authentic www.karawan.fr	Tradition du hamman	Savons d'Alep Accessoires pour les soins du hamman (gants, pierre d'alun potassium, pierres ponces)	Boutique en ligne
Khan Al Saboun www.feniqia.fr	Soins « home spa » d'Orient	Pâtes de savon noir parfumées (6 parfums naturels), sels exfoliants et//ou de bain (ambre, jasmin), huiles de massage corporel (5 parfums)	Spas, instituts, Magasins Résonances, Beauty Monop
Kibio www.kibio.com	Gamme de cosmétiques associés à une gestuelle d'application fondée sur le concept du ki chinois	Produits de nettoyage, hydratation, soins visage et corps	- Boutique en ligne - Magasins de produits naturels - Vente directe en indépendant

L

L'Occitane www.loccitane.fr	Quelques produits cosmétiques certifiés bio sur l'ensemble de la gamme	Eau tonique des fleurs au miel bio Lait corps lavande bio Baume du jardin biologique olive tomate, savon du jardin biologique	- Boutique en ligne - Réseau de magasins
Lakshmi www.bleu-vert.fr maquillage	Kajals ayurvédiques entièrement naturels	Kajals khôl et kajals de couleur (32 teintes) pour le maquillage et le soin des yeux (rafraîchissants, purifiants)	- Bleu-vert - Magasins diététiques et biologiques

Lavera www.bleu-vert.fr	Cosmétiques naturels fabriqués à partir de plantes fraîches et sans conservateurs	Plusieurs gammes hygiène et soin visage et corps ciblées, dont une anallergique pour peaux à problèmes (psoriasis, eczéma, dermatoses…) Gels douche, lotions corps et produits bain aux parfums naturels et bio ; Shampooings Gamme hommes, enfants et bébés Protection solaire	Bleu-vert Magasins diététiques et biologiques Sites Internet de vente de cosmétiques naturels
maquillage	Maquillage naturel pour peaux sensibles :	Fonds de teint, poudres libres et compactes, yeux, lèvres, blush…	
Léa Nature www.lea-nature.com	Cosmétiques naturels et/ou bio et équitables	Gamme Sweet coton équitable et bio : Visage et corps Liftargan : visage et corps ; Ligne bébés bio Ligne argan bio : visage, cheveux, corps ; Ligne argan hommes bio ; Compléments alimentaires AB	- Parapharmacies - Magasins bio - Grandes et moyennes surfaces
		Ligne bio rose d'Anjou : Visage, corps, cheveux Violette bio de Toulouse : douche, shampooings, savons ; Beurres de karité, cacao, huiles de soin, douche équitable et bio ; Ligne de produits naturels : bourrache, plaisir d'Orient, bébés, olivier, miel de Provence, pierre d'alun Compléments alimentaires naturels beauté, bien-être, minceur	- Grandes et moyennes surfaces

Les 3 Chênes www.3chenes.fr	Ligne de cosmétiques bio	Soins du visage complet, un lait corps	- Pharmacies - Parapharmacies
Lila Forest www.lila-forest.fr	Cosmétiques naturels	Visage : programme antirides, crème gommante, fluide contour des yeux, lotions Corps : complexes hydratants, sprays chauffants Soins capillaires Réducteur de densité pileuse visage et corps Compléments alimentaires	- Boutique en ligne - VPC
Logona www.bleu-vert.fr	Cosmétiques naturels fabriqués à partir d'extraction à froid de plantes médicinales, sans conservateurs	Très large gamme de produits de soins, d'hygiène pour le visage, le corps, les cheveux. Ligne soins hommes, enfants et bébés. Compléments alimentaires beauté	- Magasins diététiques et biologiques - Instituts de beauté - Sites Internet de vente de cosmétiques naturels et bio
maquillage	Maquillage naturel	Crèmes teintées, fonds de teint, yeux, lèvres, blush…	
coloration végétale	Produits de coloration et soins capillaires 100 % végétal	Produits de coloration 100 % végétal (poudres ou crèmes colorantes).Masques préparateurs et fixateurs de coloration Poudres : 12 teintes Crèmes colorantes : 7 teintes	

M

Melvita www.melvita.com	Très large gamme généraliste de produits cosmétiques naturels et bio	Eaux florales, huiles végétales, savons végétaux, eaux de toilette bio Hygiène et soin visage hydratants antirides, ligne dermocosmétique à l'huile d'onagre, de bourrache Protection solaire Soins capillaires Lotion anti-poux bio Beurre de karité soft bio Hygiène et soins corps : dentaires, mains, pieds, douche, bain… Compléments alimentaires beauté et santé	Magasins diététiques et biologiques

N

Naturaloé www.naturaloe.fr	Cosmétiques à base de pur jus frais d'aloé vera biologique	Visage : jus d'aloé vera, émulsions nettoyantes, lotions toniques, crèmes hydratantes, nourrissantes, antirides Corps : laits, soins douche, mains, shampooings	Magasins diététiques et biologiques
Naturado www.provence-argile.com	Cosmétiques naturels et bio	Soin et hygiène visage et corps, douche, bain, cheveux Ligne hommes et bébés	www.provence-argile.com www.formazur.fr www.mondebio.com

Nature et Découvertes www.natureetdecouvertes.com	Produits de beauté et bien-être du monde : Inde, Amazonie, Maroc, Afrique, île Maurice, Comores…	Ligne visage : démaquillants, laits, lotions, crèmes et baumes, gommages… Ligne corps : huiles de bain et de massage, gommages, épilation… Cheveux (masques)	- Boutique en ligne - Réseau de magasins - Boutique en ligne
maquillage	Maquillage du monde	Soins illuminateurs de teint à la grenade Sublimateurs de teint à l'urucum Coffrets maquillage Inde fumé, cuivré, rosé Brillants à lèvres et roses à joues naturels Ombres à paupières terre fumée	
Naturelle d'Argan www.naturelledargan.com	Cosmétiques à base d'huile d'argan	Soins visage et corps, savons	- Pharmacies - Parapharmacies www.formazur.com
Naturetis www.naturetis.com	Cosmétiques bio à la fleur de lys	Soins visage personnalisables : baume fondant à la fleur de lys + huiles suivant le type de peau (néroli, ylang-ylang, angélique, camomille sauvage, bois de rose) Programme beauté mains : masques exfoliants, huiles sèches nourrissantes, baumes protecteurs Programme corps minceur, anti- vergetures, huile raffermissante	- Boutique en ligne - Le Bon Marché (Paris)

Nvey Éco www.ibresens.fr maquillage	Marque australienne de maquillage	Fond de teint crème ou liquide, correcteurs de teint, poudres compactes, terres de soleil, fards à joues, à paupières, mascaras, rouges à lèvres, gloss naturels, eye-liners	- Ibresens - Magasins bio - Instituts de beauté - Salons de coiffure - Parfumeries

O

Oléanat www.lesecretnaturel.com	Savons naturels et bio, savons liquides d'origine végétale	Marque Oléanat : Savonnettes végétales, savons liquides. Visage : hygiène et soins. Corps : laits corporels, crèmes raffermissantes, crèmes mains, gels douche et shampooings. Huiles de massage. Beurre de karité. Crèmes après-rasage. Huiles végétales et baumes de soins. Huiles essentielles biologiques Marque Elicey : Visage : lotions dermonettoyantes, masques regénérants, laits démaquillants, fluides matifiants à l'extrait de figue, crèmes hydratantes à l'extrait de figue, sérums réparateurs, crèmes de nuit regénérantes. Baume lèvres apaisant. Élixir végétal Huile précieuse à l'argan Corps : fondants karité, crèmes mains, pieds, fluides silhouette, savons exfoliants et savons douceur. Huiles de massage détente et évasion Savon pure douceur. Huiles protectrices de bain douche	- Magasins diététiques et biologiques - Parfumeries - Instituts de beauté - Boutique en ligne (www.elicey.fr)

Omoyé www.omoye.com	Cosmétiques naturels et bio composés de plantes africaines	Crème de soins visage et corps bio restructurante, hydratante. Onguent magistral hydratation Crème visage et corps désincrustante, détoxifiante. Huile sauvage d'Afrique visage, corps et cuir chevelu	- Boutique en ligne - Galeries Lafayette - Printemps Sephora (Paris)

P

Patyka www.patyka.com	Cosmétiques bio Ligne haut de gamme et ligne grand public	Visage : programme de nettoyage et de soins suivant le type de peau (sèche, mixte), lotions de nettoyage, huile régénérante, crème, cure de soins de 21 jours Ligne Lifting : élixir nuit multivitaminé, masque gommant, contour des yeux. Corps : gels lavants, bain, crèmes et huiles. Parfums entièrement biologiques : hespéridé, ambré, boisé, chypre	- Boutique en ligne - Boutique à Paris www.cosmaterra.fr - Parapharmacies et GMS pour la ligne grand public PLB
Phyt's www.phyts.com	Très large gamme de cosmétiques entièrement naturels et bio, sans conservateurs Nutricosmétique	Ligne visage : hygiène, soins jour, anti-âge, soins spécifiques Ligne corps : hygiène, cheveux, soins, massages, minceur Soins bébés premier âge. Soins solaires Ligne nutrition : pour la beauté de l'intérieur	- Printemps - Instituts de beauté - Parfumerie Nocibé
Plant System www.plantesystem.com/fr	Filiale des laboratoires Arkopharma	Visage : soins hydratation, antirides, anti-taches suivant le type de peau	- Pharmacies - Parapharmacies

Pollenergie www.pollenergie.fr	Cosmétiques naturels à base de pollen	Soin gommage anti-rides éclaircissant Actif post-épilatoire Huile sèche hydratante, régénérante Crème active ado Baume d'Aristée, cicatrisant	- Boutique en ligne - VPC - Magasins diététiques
Prophediet www.prophediet.com	Produits d'aromathérapie et de bien-être	Eaux florales, huiles végétales, huiles essentielles, huiles de massage, bains moussants, shampooings, frictions d'huiles essentielles	- Boutique en ligne - VPC
Puraloé www.puraloe.com	Producteur transformateur d'aloé vera biologique	Gel natif d'aloé vera Crème à raser et lotion, hygiène et soin du visage, lait hydratant corps, shampooing, gel douche Soins à l'argile	- Boutique en ligne - Magasins diététiques et biologiques
Purity Herbs www.purity-herbs.com	Fabricant islandais de cosmétiques naturels	Cosmétiques de soins phytothérapeutiques entièrement naturels Baumes, onguents, crèmes, élixirs visage, corps, cheveux, mains et pieds	- Boutique en ligne - Magasins diététiques et biologiques

R

Résonances www.resonances.fr	Gamme très large de soins visage et corps bio	Distribution de nombreuses marques : Cattier, Sanoflore, Lavera, Druide, Suzanne aux bains… Cosmétiques de marque Résonances	- Boutique en ligne - Réseau de magasins

Rosalia www.provence-argile.com	Cosmétiques naturels et bio	Soins visage complets ciblés, corps Compléments alimentaires beauté	- Boutique en ligne www.abcbeaute.com www.formazur-parapharmacie.com www.mondebio.com

S

Saisona www.saisona.com	Cosmétiques ciblés « saison »	Gamme visage et corps hydratante (été), réconfortante (hiver)	- Magasins Résonances
Sanoflore www.sanoflore.net	Cosmétiques bio à base d'huiles essentielles	Ligne visage hygiène et soin pour tous types de peau Eaux florales bio Soins corps : déodorants, laits corps, huiles de massage neutres Gamme bébés	- Pharmacies - Parapharmacies - Magasins diététiques et biologiques
Santaverde www.santaverde.de	Cosmétiques naturels à base d'aloé vera	Gamme visage hygiène et soins, gamme corps, mains, douche, gel cellulite Protection solaire Gel pur d'aloé vera pour cure interne	- Magasins diététiques et biologiques

Santé www.bleu-vert.fr	Cosmétiques naturels et bio d'inspiration « urbaine »	Ligne hygiène et soin visage et corps Beurres cosmétiques (mangue, cacao, karité) visage et corps Lingettes démaquillantes en coton bio Shampooings et coiffage Déodorants au cristal d'alun sans parfum Ligne hommes, dont mousse à raser sans gaz propulseur	- Magasins diététiques et biologiques - Sites Internet de ventes de cosmétiques naturels
maquillage	Maquillage naturel	Lèvres, yeux, teint, poudres compactes, vernis à ongles (non bio), dissolvant pour vernis à ongles bio	
Senseol www.senseol.com	Gamme complète visage et corps	Soins visage ciblés, corps, hygiène bain, douche, cheveux	- Pharmacies - Parapharmacies
Senteurs du Sud www.senteursdu-sud.fr	Soins visage et corps à l'huile d'argan	Crèmes, beurres, huiles visage et corps, cheveux	www.mondebio.com
Serge Louis Alvarez www.alvarez.fr maquillage	Gamme professionnelle de maquillage bio	Teint (fluide, poudre), yeux, lèvres, ongles	- Boutique en ligne - Instituts de beauté - Parfumeries - Galeries Lafayette
Sodasan www.bleu-vert.fr	Savons bio	Savons solides (8 parfums naturels) Savons liquides	- Bleu-vert - Magasins diététiques et biologiques
La Soulane www.domaine-la-soulane.com	Cosmétiques bio au lait de jument	Savons, crèmes de soins, shampooings, bains douche, exfoliants	

Stella McCartney	Cosmétiques bio visage	Lait et mousse démaquillante, eau florale, crème et fluide hydratant, élixirs	Sephora
Suzanne aux bains www.suzanneaux-bains.com	Art du bain	Produits visage et corps : crèmes jour et nuit, mains, masques, gommages, douche, bain, laits, huiles de massage	- Pharmacies - Grands Magasins - Magasins Résonances

T

Tadé Pays du Levant www.tade.info	Produits naturels et accessoires issus de la tradition du hammam	Pains et savonnettes d'Alep parfumés, shampooings olive/laurier, savon noir, masques, rhassoul, pierres ponces, sucre à épiler, huiles de massage, coffrets barbier…	- Grands magasins - Magasins de produits naturels - Kiria - Résonances www.aromatholo-gie.com www.aromatic-pro-vence.com www.mademoiselle-bio.com
Tautropfen www.tautropfen.de	Cosmétiques naturels sans conservateurs	Ligne visage ciblée selon l'âge et le type de peau, y compris les peaux très sensibles Hygiène, soin et bien-être du corps et des cheveux : argiles de soin, huiles, baumes… Gamme bébés	- Magasins diététiques et biologiques - Instituts de beauté

Terre d'Oc www.terredoc.com maquillage	Cosmétiques naturels et bio inspirés des traditions du monde	Soins beauté, bien-être, corps et visage. Maquillage	Magasins Nature et Découvertes
Themis www.ethis.fr	Cosmétiques biologiques et équitables	Soins visage et corps pour l'hydratation, gommages, douche à base d'ingrédients traditionnels et/ou gourmands : huile d'argan, sésame, beurre de karité, cacao, sucre, café, pulpe de mangue, huile de melon…	- Pharmacies - Parapharmacies - Magasins diététiques et biologiques - Boutiques équitables

V

Vie'Arôme www.viearome.com	Cosmétiques bio et produits de bien-être à base d'huiles essentielles Marques : Vie'Arôme, Je M'aimessence, Biossentiel, 100 % bio haut de gamme	Cosmétiques bio et naturels Hydrosols en boisson et eaux de beauté Frictions aromatiques Huiles de massage Huiles essentielles naturelles et bio Soins aromatiques pour hommes Bien-être olfactif par diffusion	- Boutique en ligne - Réseaux revendeurs - Spas - Magasins diététiques - Boutiques cadeaux - Biossentiel www.biossentiel.com

W

Weleda www.weleda.fr	Très grande gamme pour l'hygiène, soins visage et corps, compléments diététiques	Visage : hygiène et soins à la rose, l'iris, l'amande, soins spécifiques peaux sèches ; Hygiène dentaire Corps : hygiène et soins à la rose, l'argousier, le calendula (douche, bain, déodorants, savons), soins mains et pieds, jambes lourdes ; Huiles de massage minceur, récupération musculaire, peaux sensibles, relaxante, dynamisante… ; Soins capillaires Balnéothérapie : essences de bain ; Gamme bébés au calendula ; Huiles de massage femmes enceintes Gamme hommes (rasage) Protection solaire à l'edelweiss ; Compléments diététiques (jus et sirops) Médicaments homéopathiques et de phytothérapie pour la médication familiale	- Pharmacies - Parapharmacies - Magasins diététiques et biologiques

Z

Zvonko www.zvonkoparis.com	Biocosmétiques marins pour les hommes	Soins et hygiène : gels de rasage, après-rasage, contour des yeux, fluide teinté bonne mine, gommages, shampooings	- Galeries Lafayette - BHV Hommes - Boutiques Beaurepaire (Paris) www.mademoiselle-bio.com

REMERCIEMENTS

Anne Andrault, *Nature et Progrès*
Rodolphe Balz, *président honoraire de Cosmébio*
Vincent Bourgeteau, *ingénieur cosmétologue*
Jérôme Cavelier, *El Corazon*
Chantal Clergeaud, *auteure d'ouvrages sur la thérapeutique et l'esthétique naturelle*
Michelle Cros, *les Douces Angevines*
M. Droin, *laboratoire Jacques Paltz*
Anne Dubost, *Bleu-Vert*
Fabien Durand, *Naturetis*
Nadine Fabrega, *Phyt's*
Sauveur Fernandez, *consultant en innovation écologique*
Sheila Gray, *consultante et formatrice en phytocosmétique*
M. Gravier, *laboratoire Gravier*
Sylvie Hampikian, *pharmacotoxicologue*
Luc Jugla, *Cosnessens*
Fatou Keita, *docteur en médecine*
Michel Knittel, *groupe Börlind*
Edgard Letierce, *Bionatural*
Sophie Macheteau, *Bionessence*
Stéphane Mottay, *Canzi*
Ngub Nding, *pharmacien-toxicologue*
David Reccolle, *Couleur Caramel*
Claudine Reinhard, *Dr Hauschka France*
Xavier Rousseau, *DGCCRF*
Arnaud Ruel, *Omoyé*
Sandrino Santalgelo, *Aromatopia*
Sophie Serrano, *consultante bien-être chez Nature et Découvertes*

Gael Sitzia, *Alma Carmel*
Serge Louis Alvarez, *maquillage SLA*
Isabelle Trunkowski, *Forest People*

Et tous les fabricants passionnés qui ont fait preuve d'une grande coopération et transparence, ainsi que leurs attachées de presse très réactives !

Pour en savoir plus

Sites utiles

Développement et promotion de l'agriculture biologique
www.agencebio.org

Défense de l'environnement
www.greenpeace.org/france/vigitox

Défense des consommateurs
www.quechoisir.org

Commerce équitable
www.maxhavelaarfrance.org
www.commercequitable.org

Défense des animaux
www.onevoice-ear.org
www.spa.asso.fr
www.antidote-europe.org

Défense de la planète
www.wwf.fr

Instances professionnelles

Fédération des industries de la Beauté (FEBEA)
www.febea.fr

Agence française de sécurité sanitaire des produits de santé (AFSSAPS)
www.agmed.sante.gouv.fr

Direction Générale de la Concurrence, de la Consommation et de la Répression des Fraudes (DGCCRF)
www.dgccrf.bercy.gouv.fr

Reach, évaluation et enregistrement des substances chimiques, réglementation européenne
www.reach-info.fr

Labels et certifications

BDIH
www.kontrollierte-naturkosmetik.de/gesamt_fr.htm

Cosmébio
www.cosmebio.org

Demeter
www.bio-dynamie.org

Écocert
www.ecocert.fr

Nature et Progrès
www.natureetprogres.org

Qualité France
www.qualite-france.com

Simples
www.syndicat-simples.org

Cosmétiques bio

Information sur les cosmétiques bio
www.bioreflexe.com

Informations sur les styles de vie bio : beauté, alimentation, maternité, santé…
www.femininbio.com

AROMATHÉRAPIE, PHYTOTHÉRAPIE

Sites pour les professionnels

Phyto 2000 : association des usagers de la phytothérapie (liste de praticiens) ; formation en phytothérapie clinique.
www.phyto2000.org

Société française de phyto-aromathérapie (SFPA) ; articles de vulgarisation et publications scientifiques.
http://sfpa.club.fr

Association médicale pour la promotion de la phytothérapie (AMPP) ; liste des formations, des praticiens et des publications scientifiques.
www.ampphy.com

École lyonnaise de plantes médicinales et des savoirs naturels.
www.ecoledeplantesmedicinales.com

Sites pour le grand public

Site de Guy Roulier sur la phytothérapie et les médecines naturelles.
www.naturemania.com

Aromathérapie, recettes naturelles.
www.amabilia.com/contenu/aroma/regles_beaute.html

Association pour le renouveau de l'herboristerie (ARH) ; formation par correspondance.
www.herboristerie-asso.org

Abécédaire et lexique des plantes.
www.lesplantes.fr

Liste des plantes médicinales du monde entier avec leurs vertus et propriétés.
http://chezmarie.nuxit.net/

Définition et utilisation des huiles essentielles.
www.huiles-essentielles-aromatherapie.info

Informations précises sur l'aromathérapie et sur l'utilisation thérapeutique des huiles essentielles.
www.aromalium.com

Informations générales sur la discipline ; liste des principales huiles essentielles de plantes, leurs applications et leur mode d'utilisation.
www.aromalves.com

Site canadien de prévention et de santé ; médecines et produits conventionnels et naturels.
www.passeportsante.net

Site généraliste sur la santé et les produits naturels.
http://biogassendi.ifrance.com/an2000.htm

FABRIQUER SES COSMETIQUES BIO

Stages d'initiation pour le grand public

Bionessence : ateliers de fabrication de cosmétiques naturels et biologiques (modules de quatre heures ou stages plus longs) en six thématiques par Sophie Macheteau.
www.bionessence.fr

Canzi : ateliers beauté pour réaliser ses produits, les texturer, les parfumer et les adapter à sa peau. Cosmétiques « personnalisables » à partir de poudres à réhydrater.
www.canzi.fr

Pur et Simple : Sheila Gray anime des stages où chacun peut apprendre les secrets de la fabrication des cosmétiques, jusqu'à présent réservés aux laboratoires.
www.puretsimpleformation.com

Magasins Nature et Découvertes
www.natureetdecouvertes.com

Magasins Résonances
www.resonances.fr

Blogs

http://lia.tinyturtle.free.fr
http://lespetitesmagies.forumactif.com
http://www.banlieusardises.com/soins
http://lesptitsdelices.canalblog.com
http://meselixirs.canalblog.com
http://princesseaupetitpois.over-blog.com
http://hooly.over-blog.com
http://labelblue.canalblog.com

TROUVER LES INGRÉDIENTS

Bilby & Co : boutique ; tous les ingrédients pour fabriquer des cosmétiques naturels.
www.bilby-co.com

Sites

www.embellys.com
www.aroma-zone.fr
www.codina.net
www.labo-hevea.com
www.alterafrica.com
www.armenza.com
www.chamarrel.com

Herboristeries (Paris)

Herboristerie du Palais Royal
www.herbosante.com

Herboristerie du Montparnasse – 38, rue du Montparnasse, 14e

Grande Herboristerie Médicale de la place de Clichy –
87, rue d'Amsterdam, 9e

INSTITUTS BIO

Réseaux sur toute la France

Naturo-esthéticiennes Phyt's
www.phyts.com

Bio-esthéticiennes Dr Hauschka
www.drhauschka.fr

Aromacocoon : spa de Nelly Grosjean, aromathérapeute
www.aromacocoon.net

À Paris

Appartement 217 : institut bio et bien-être
www.lappartement217.com

Astara Bien-être
7, rue de Nancy, 10e

Beauté zen bio
www.institut-beaute-zen.com

Beauty room Doux Me
www.douxme.com

Biguine Bio
www.biguine.com

El Corazon, institut boutique bio
www.elcorazon.fr

Espace Weleda : soins et massages bien-être, atelier de massages pour bébés (Paris)
www.weleda.fr

Forme d'Anvers
91, rue de Dunkerque, 9e

Marie-Christine Chauvin
10, rue Boulard, 14e

Pierrette Marty
98, avenue Denfert-Rochereau, 14e

Ne me demandez pas pourquoi
26, rue du Général-Beuret, 15e

Peausitive
100, rue du Chemin-Vert, 11e

Omnisens
Bercy Village
www.omnisens.fr

(liste extraite de *"Belle et Bio à Paris"*, E. Vibert; ÉD. PARIGRAMME)

MAGASINS DE PRODUITS NATURELS ET BIO

chaines et réseaux de magasins

Biocoop
www.biocoop.fr

Bio Génération
Plusieurs magasins

La Vie Claire
www.lavieclaire.com

Les Nouveaux Robinson
www.nouveauxrobinson.fr

Naturalia
www.naturalia.fr

Nature et Découvertes
www.natureetdecouvertes.com

Magasins indépendants (à Paris)

(l')Abricot
www.abricot-paris.fr

Akinéo
Plusieurs magasins

Bio-moi
35, rue Debelleyme, 3e

Herbeus
www.herbeus.com

Les Artistes de la nature
11, rue Trousseau, 12e

Les Rendez-vous de la nature
www.dietetiquemouffetard.com

Senteurs de Fée
10, rue de Sévigné, 4e

Tea Tree Cosmetics
1, rue de l'Arbalète, 5e

COIFFEURS COLORATIONS VÉGÉTALES (PARIS)

Coloré par Rodophe
26-28, rue Danielle Casanova, 2e

Coiffure et Nature
1, rue de la Bastille, 4e

Mandin
25, rue du Faubourg-du-Temple, 10e

Marry Pascual
106 bis, rue de Rennes, 6e

Romain Colors
37, rue Rousselet, 7e

R Végétal
36, rue Beaurepaire, 6e

Jean-Marc Rety
www.jean-marc-rety.fr

Beauté naturelle, cosmétiques

Estelle Guerven, *Biocosmétiques*, Guy Trédaniel Éditeur, 2008

Rita Stiens, *La vérité sur les cosmétiques*, éd. Leduc, 2008

Laurence Wittner, *Le Palmarès 2008 des cosmétiques*, éd. Leduc, 2008

Hélène Binet, Emmanuelle Vibert, *Belle et Bio à Paris*, éd. Parigramme, 2007

Chantal Clergeaud, *Cosmétiques : le pire et le meilleur*, éd. Dangles, 2007

Isabelle Delaleu, Anne Dufour, Muriel Gaudin, *100 Réflexes pour rajeunir en beauté*, éd. Leduc, 2007

Ève Demange, Anne Ghesquière, *Achetons de la cosmétique bio*, éd. Minerva, 2007

Nelly Grosjean, *L'Aromathérapie beauté*, éd. 5 ml, 2007

Sylvie Hampikian, *Créez vos cosmétiques bio*, éd. Terre Vivante, 2007

Sophie Macheteau, Vanina Guet, *90 Recettes de beauté bio à faire soi-même*, éd. Vigot, 2007

Dr Sandrine Sebban, *Gagnez 10 ans en 3 mois*, éd. JC Lattès, 2007

Dr Jean-Claude Trokiner, Estelle Guerven, *Lifting douceur par acupuncture et soins naturels*, éd. Anagramme, 2007

Ève Demange, Anne Ghesquière, *Le Guide des cosmétiques bio*, éd. Vigot, 2006

Jean-Louis Abrassart, *Aromathérapie essentielle, huiles essentielles et parfums pour le corps et l'âme*, Guy Trédaniel Éditeur, 2006

Chabha Djouder, Marie-Pierre Morel, *Secrets de beauté d'Orient*, éd. Flammarion, 2006

Clare Walters, *Aromathérapie*, éd. Véga, 2006

Estelle Guerven, *Les Produits cosmétiques au naturel*, éd. Anagramme, 2006

Hélène Baron, Tiphaine Chagnoux, *Cosmétiques naturels : conseils et recettes plaisir pour préserver sa santé au quotidien*, éd. Sully, 2005
Joséphine Fairley, *Guide de la beauté naturelle*, éd. Marabout, 2005
Rita Stiens, *La Vérité sur les cosmétiques*, éd. Leduc, 2005
Dr Danielle Vautrin, *Une peau zéro défaut*, éd. Alpen, 2005
Laurence Wittner, *Cosmétiques, mode d'emploi*, éd. Leduc, 2005
Markus Shirner, *Huiles essentielles*, Guy Trédaniel Éditeur, 2004
Marie-Bénédicte Gauthier, Véronique Aïache, *Secrets et Rituels de beauté du monde entier*, éd. Flammarion, 2004
Vanessa Sitbon, Manuela Marciano, *Beauté et Bien-être à l'orientale*, éd. Édisud, 2004
E. Joy Bowles, *Guide des huiles essentielles*, éd. Le Courrier du Livre, 2003
Chantal Clergeaud, *Votre beauté au naturel*, éd. Dangles, 2002
Dr Marie-Dominique Matray, *Peau programme jeunesse*, éd. Alpen, 2002
Dr Henry Puget, Régine Teyssot, *Les Secrets de beauté d'autrefois*, éd. Minerva, 2002
Chantal et Lionel Clergeaud, *Huiles de beauté et de santé*, éd. Chemine-ments, 1997
Jean-Louis Abrassart, *Aromathérapie essentielle, huiles essentielles et parfums pour le corps et l'âme*, Guy Trédaniel Éditeur, 1997

Aromathérapie

Patricia Davis, *Aromathérapie de A à Z*, éd. Vigot, 2006
Gil Farrer-Halls, *La Bible de l'aromathérapie*, Guy Trédaniel Éditeur, 2006
Danièle Festy, *100 Réflexes aromathérapie*, éd. Leduc, 2005
Pierre Franchomme, *L'Aromathérapie exactement*, éd. Roger Jollois, 2003
Guy Roulier, *Les Huiles essentielles pour votre santé*, éd. Dangles, 1999
Dr Jean Valnet, *L'Aromathérapie*, Livre de poche, 1984

Phytothérapie

Marcel Bernardet, *La Phyto-aromathérapie pratique*, éd. Dangles, 2007

Maurice Rubin, *Guide pratique de phytothérapie et d'aromathérapie*, éd. Ellipses Marketing, 2004

Dr Jean Valnet, *La Phytothérapie*, Livre de poche, 1986